Des mêmes auteures, aux Éditions Leduc

Ma bible des huiles essentielles, 2022.
Ma bible des huiles essentielles antidouleurs, 2022.
Ma bible de la réflexologie et de l'acupression aux huiles essentielles, 2021.

Découvrez la bibliographie complète des auteures :
www.editionsleduc.com/daniele-festy
www.editionsleduc.com/anne-dufour

Design couverture : Antartik
Maquette : Sébastienne Ocampo
Illustrations : © AdobeStock, Sébastienne Ocampo, Nicolas Trève (p. 25)

76, boulevard Pasteur
75015 Paris – France
ISBN : 979-10-285-2922-2

DANIÈLE FESTY ET ANNE DUFOUR

Je me soigne avec

LA RÉFLEXOLOGIE

aux huiles essentielles

GUIDE VISUEL

LEDUC

SOMMAIRE

PRÉAMBULE

Quand la réflexologie et l'aromathérapie s'associent, c'est d'abord pour notre plus grand plaisir. Deux sens valant toujours mieux qu'un, rapprocher le toucher de l'olfaction ne peut que multiplier les effets sur notre corps et notre esprit.

Mais c'est aussi pour mieux nous soigner, équilibrer plus facilement nos émotions, renforcer davantage nos défenses, nous aider à mieux digérer, mieux respirer, mieux dormir... Exactement comme une formule de plusieurs huiles essentielles ou plantes et plus efficace grâce à son effet synergique, associer plusieurs outils bien-être porte également plus ses fruits. C'est d'autant vrai en situation de grande fragilité, comme un stress important, une maladie aiguë épuisante, une atteinte chronique invalidante. Une étude* a même permis de montrer qu'à un stade avancé d'une maladie (en l'occurrence le cancer), les thérapies conventionnelles étaient insuffisantes pour prendre en charge le bien-être des malades, tandis que des séances de réflexologie aroma en soins palliatifs apportaient un réel mieux-être pendant et après chaque séance.

Qui peut le plus peut le moins. Au quotidien, cette association de bienfaiteurs vient à bout de nos petits maux et nous aide à mieux vivre, tout simplement. La réflexologie convient à tous, ou presque. En de si petites quantités, les huiles essentielles bien choisies, aussi. Adoptez-les comme rituels d'endormissement, d'apaisement digestif ou de migraines, de mieux-être articulaire ou respiratoire !

---

* Aromatherapy, massage and reflexology: A systematic review and thematic synthesis of the perspectives from people with palliative care needs, Megan Armstrong, Kate Flemming, Nuriye Kupeli, Patrick Stone, Susie Wilkinson and Bridget Candy, *Palliat Med*. 2019.

1

RÉFLEXOLOGIE, MODE D'EMPLOI

LA RÉFLEXOLOGIE, C'EST QUOI ?

La réflexologie est un soin manuel traditionnel qui consiste à masser certains points précis des pieds et des mains. C'est une médecine douce qui ne fait appel qu'à la main et à un peu de connaissance anatomique. Ludique, simplissime, pour tous et efficace !

Il était une fois...

La réflexologie telle que nous la connaissons et la pratiquons aujourd'hui s'appuie sur de très anciennes méthodes de soins. On en retrouve traces en Asie - 2330 av. J.-C. en Chine -, en Égypte antique - des scènes de réflexologie plantaire sont illustrées dans une fresque, dans la tombe du médecin Ankmahor, 2300 av. J.-C. - et même chez les Amérindiens, en Amérique du Nord voici des centaines d'années. Elle était très probablement pratiquée ailleurs sur la planète, dans des cultures de tradition orale (pas d'empreintes visibles aujourd'hui). Bref : une médecine millénaire, ayant traversé le temps et l'espace, pour soulager des millions de personnes. Petit à petit, des médecins occidentaux ont redécouvert son efficacité et l'ont modernisée, souvent en remarquant par hasard, lors d'expériences en laboratoire, de gestes médicaux ou d'opérations chirurgicales, qu'en « appuyant à tel endroit », cela avait « tel effet ailleurs » sur le patient.

Le miroir du corps

Comment ça marche ? Revenons aux bases. *Réflexologie*, vient de « réflexe », qui signifie à la fois « réaction automatique, involontaire et immédiate d'une structure ou d'un organisme vivants à une stimulation déterminée » (*Le petit Robert*). Et il y a aussi la définition optique « qui résulte d'une image réflexe », dans le sens miroir. La réflexologie plantaire, la plus courante, agit donc en réaction « miroir » du corps lorsque l'on stimule telle ou telle zone, correspondant à tel ou tel organe.

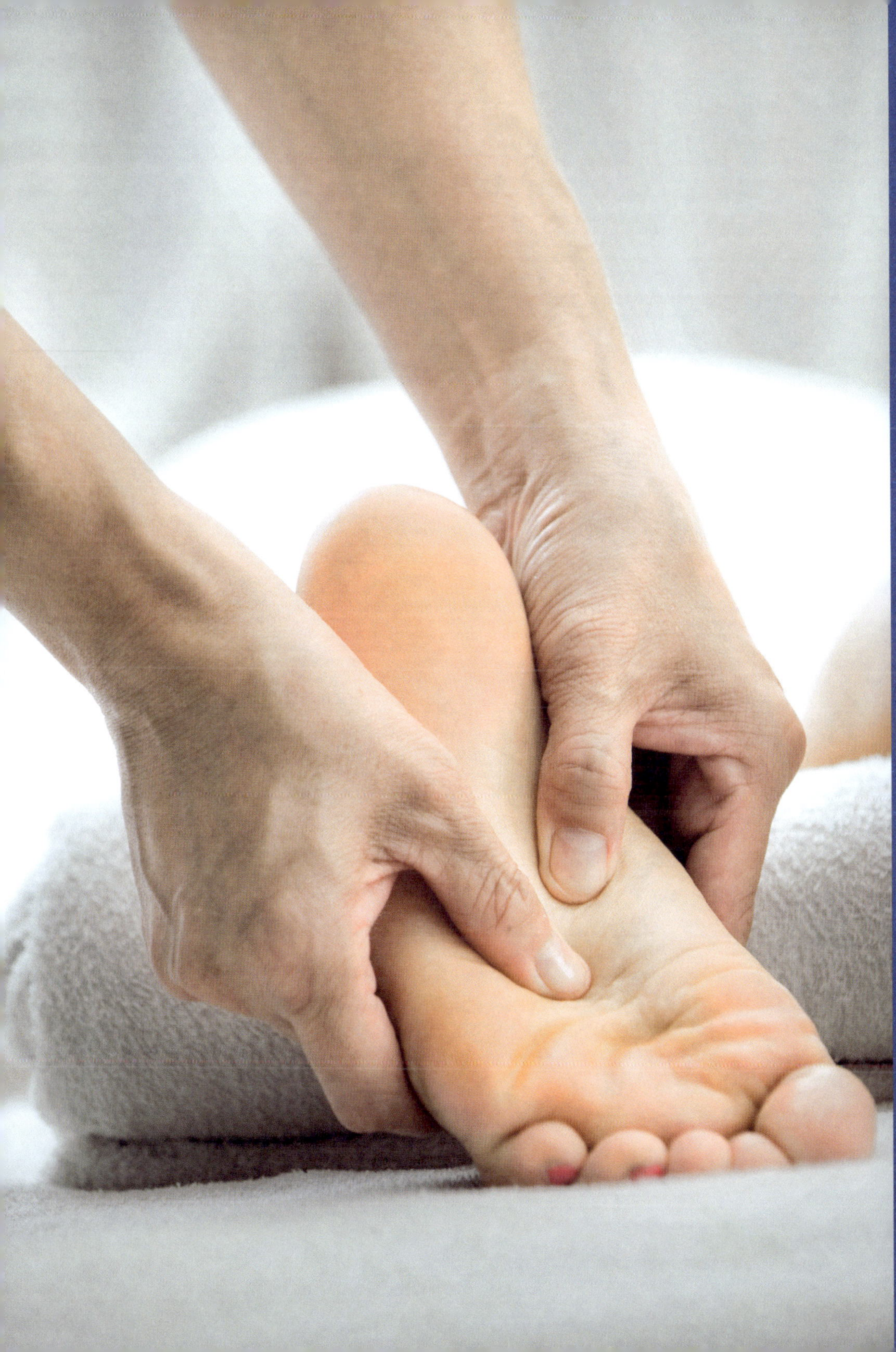

Deux approches distinctes

Aujourd'hui, il existe deux approches principales, distinctes, étanches même selon certains.

- La réflexologie traditionnelle, énergétique, fondée sur la médecine traditionnelle chinoise et donc les flux d'énergie (= méridiens).
- La réflexologie occidentale, refusant toute considération énergétique et s'appuyant exclusivement sur les cartes américaines d'Eunice Ingham, kinésithérapeute, répertoriant des points réflexes du corps.

En réalité, ces approches se complètent parfaitement, fort heureusement. Et d'ailleurs il y en a d'autres : réflexologie sud-américaine, tibétaine... Comme souvent, l'Occident se croit supérieur au reste du monde : avant elle et son approche cartésienne brandie comme une preuve, rien n'existait de sérieux. Dans la vraie vie, se référer à une seule de ces approches en se fermant aux autres n'a évidemment aucun sens.

Une technique pour tous

L'immense avantage de cette méthode de soin, c'est qu'elle peut aider tout le monde : bébé, enfant, adolescent, femme enceinte, personne affaiblie, âgée, patients atteints de troubles physiques ou émotionnels. Elle accompagne un traitement classique en agissant de manière complémentaire ou, dans bien des cas, se suffit à elle-même pour traiter des petits maux du quotidien. Vous avez tout à gagner à la tester, et encore plus si vous renforcez son efficacité à l'aide d'huiles essentielles triées sur le volet !

- *La réflexologie plantaire*, c'est sous ET sur le pied.
- *La réflexologie palmaire*, c'est sous ET sur la main.

Avec ou sans baguette magique

La réflexologie peut être administrée simplement avec les mains. On peut aussi s'aider d'un bâton de réflexologie qui, selon certains réflexologues, facilite la circulation de l'énergie. Sa pointe fine permet de stimuler des zones très petites, par exemple entre les doigts, ou sur des bébés/enfants. La partie plus large est utile pour appuyer plus fort que les doigts sur les zones de peau épaisses comme les talons. Ces bâtons, semblables à des baguettes magiques comme dans Harry Potter (les thérapeutes ont coutume de dire que ce n'est pas eux qui ont choisi leur bâton, mais que c'est leur bâton qui les a choisis), existent en bois, en pierre, en métal. Certains sont même magnétiques. Pas de bâton ? Utilisez un stylo-bille muni d'un capuchon ou n'importe quel objet long et un peu pointu au bout. On peut aussi considérer que la main reste le meilleur outil, le plus fin, le plus fiable et le plus « direct ».

Que peut-on en attendre ?

Beaucoup de bien, à condition de pratiquer régulièrement. Au programme :

- *Un véritable mieux-être*, une aide antistress, un sommeil plus réparateur, une attitude plus positive.
- *Une meilleure santé en général.* Notamment une tendance à mieux résister aux infections, à raccourcir la durée d'un rhume ou d'un épisode fiévreux.
- *Une aide préventive sur mesure*, capable d'espacer les crises de migraine ou les cystites, les poussées de psoriasis ou d'eczéma, d'atténuer les douleurs de règles...
- *Un outil précieux « SOS »* pour aider à apaiser les petits bobos comme les maux de tête, les torticolis et autres diarrhées ponctuelles.

La réflexologie aroma, c'est bon pour moi ?

Elle s'adresse à tous. En prévention générale ou spécifique, en soin ponctuel, en accompagnement d'un traitement... Quel que soit l'âge, même les bébés, chacun peut se faire du bien par les pieds ! Sauf contre-indication.

À qui la réflexologie est-elle déconseillée ?

Principalement aux personnes très affaiblies, ou en cas de blessure cutanée située sur la zone ou le point énergétique (brûlure, plaques, anomalies de tout type). Attention si vous avez subi diverses opérations chirurgicales, ou une transplantation, ou encore êtes épileptique, atteint d'une maladie mentale ou neurologique : pour tous ces cas particuliers, mieux vaut se référer aux conseils d'un professionnel pour ne pas faire n'importe quoi. Vous risqueriez de provoquer des réactions inattendues embêtantes.

Mais plutôt que de la déconseiller, nous préférons l'adapter. Prudence avec :

- *Les femmes enceintes*, optez exclusivement pour des pressions légères, sans insister. Certains points favorisent les contractions utérines, donc méfiance.
- *Les jeunes enfants*, pour eux aussi, seules les pressions légères sont recommandées.
- *Les adolescents*, filles ou garçons. Ne pressez pas trop fort les zones réflexes en rapport avec les glandes sexuelles, hypersensibles chez eux.
- *Les diabétiques de type 1*, contrôlez votre glycémie avant et après la séance, surtout si vous stimulez la zone du pancréas.
- *Si vous avez un problème au pied*, une douleur, une malformation, une drôle de sensation, ou, au contraire, pas de sensation du tout, consultez toujours un podologue. Et si vous êtes diabétique, informez-en immédiatement votre médecin traitant, de préférence diabétologue. Travaillez alors sur les mains ou le reste du corps.
- *Si vous souffrez de rhumatismes* aux pieds ou aux mains. Il serait dommage d'exacerber une douleur locale dans l'espoir d'une amélioration générale ! Attendez la fin de la poussée douloureuse pour travailler les points situés sur les endroits inflammés.
- D'une manière générale, il s'agit d'une technique sans effet secondaire, dont personne ne devrait se priver. Mais *ne vous imposez jamais une séance si vous n'en avez pas envie*. On verra demain !

COMMENT RETROUVER LES ORGANES SOUS SES PIEDS ?

Considérez les plantes de vos pieds mis l'un à côté de l'autre comme l'exacte carte de votre corps en miniature. Idem pour les mains. Les zones réflexes n'y sont pas dispatchées au petit bonheur la chance. La représentation géographique obéit à une logique implacable :

- Tout ce qui est à *droite* du corps est représenté sur le pied *droit*.
- Tout ce qui est à *gauche*, sur le pied... *gauche*.
- Tout ce qui est *au milieu*, ou *des deux côtés*, ou prend « beaucoup de place » (intestins par exemple) se trouve sur les deux pieds.
- Les organes ou parties « *extérieurs* » au corps, comme les genoux ou les hanches, se trouvent sur le bord *extérieur* du pied.
- Les organes ou parties « *intérieurs* », comme la rate ou le foie, sont situés plutôt *au milieu* sous le pied.
- Les organes ou parties du *haut du corps*, comme la tête, sont représentés *en haut des orteils/doigts*.
- Ceux du *bas du corps*, comme les organes génitaux, vers les *talons/poignets*

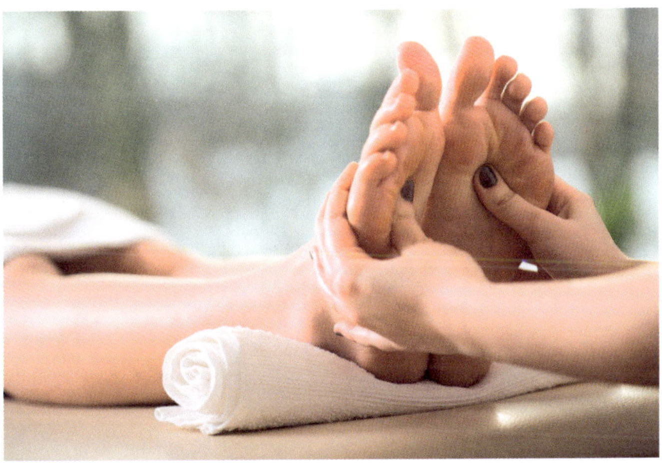

LES CARTES DE RÉFLEXOLOGIE PLANTAIRE ET PALMAIRE

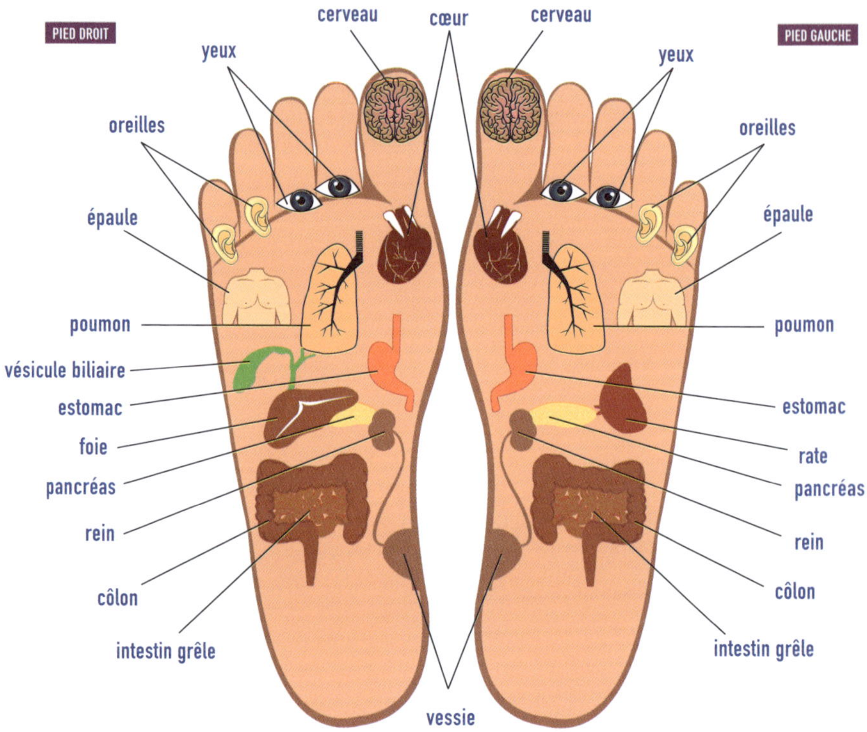

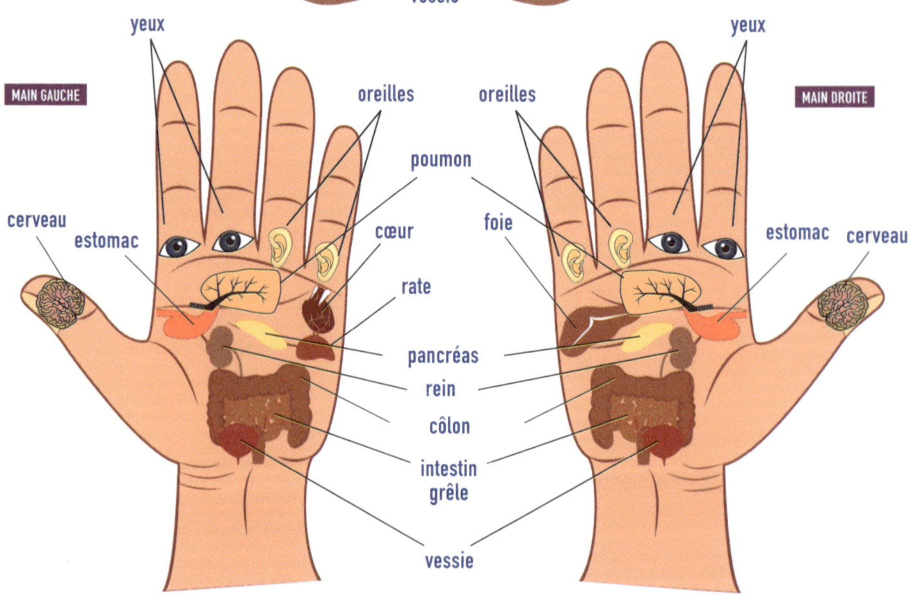

15 RAISONS DE SE METTRE À LA RÉFLEXOLOGIE AROMA TOUT DE SUITE

- C'est efficace tout de suite et/ou pour longtemps
- C'est antidouleur
- C'est sans effet secondaire
- Cela peut compléter un traitement médical
- Tout le monde ou presque peut en profiter
- Vous pouvez le faire vous-même, n'importe quand, n'importe où
- Cela soulage une zone trop douloureuse pour être touchée directement
- C'est simple, et ne nécessite aucun talent ni connaissance particulière
- C'est un bon outil préventif
- C'est gratuit
- C'est une forme d'acupuncture sans aiguille
- C'est une autre façon de prendre soin de sa santé et de son bien-être
- C'est agréable, c'est un temps pour soi
- Ça sent bon
- C'est surprenant

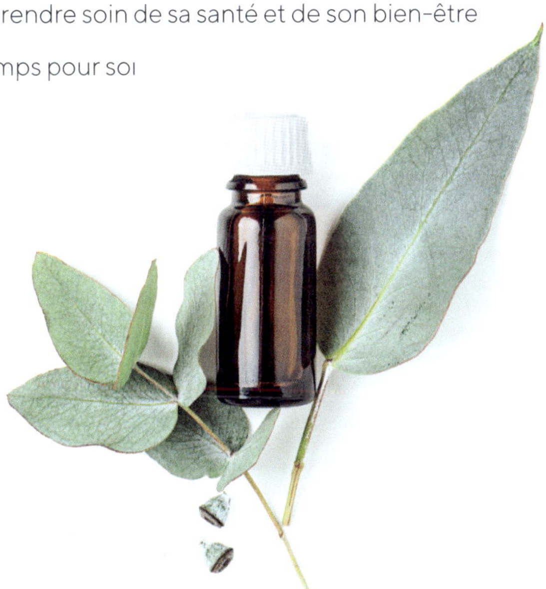

PETITE HISTOIRE (VISUELLE) DES MASSAGES SANTÉ ET DE LA RÉFLEXOLOGIE

Shiatsu, massage sportif (de kiné), massage thaï, massage suédois... Il existe de très nombreux types de massages dédiés à la santé. Ils sont bien différents des techniques de massage bien-être, même si ces derniers, eux aussi, ont des répercussions positives sur le corps et le mental, ne serait-ce que par le plaisir qu'ils procurent. Voici quelques étapes-clés de la petite histoire de la réflexologie santé et de ses cousins, les massages bien-être et thérapeutiques.

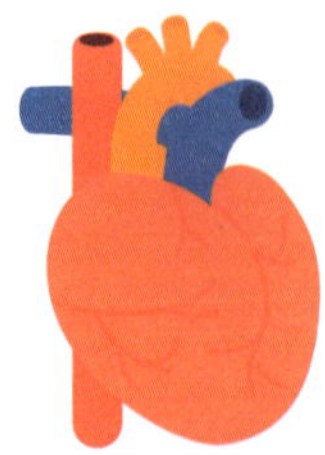

1893 ap. J.-C.
Sir Henry Head et Sir James Mackenzie, pionniers en somesthésie et système nerveux sensoriel, remarquent que certaines zones des pieds deviennent hypersensibles quand un organe est malade, et établissent des cartes de correspondance (Grande Bretagne)

1902 ap. J.-C.
Publication du livre *Points de pression, leur origine et signification* du Dr Alfons Cornelius (Allemagne)

1911 ap. J.-C.
Publication du livre *Reflexmassage* du Dr Barczewski (Allemagne)

1915 ap. J.-C.
Publication du livre *La thérapie des zones* du Dr William Fitzgerald (USA)

1920 ap. J.-C.
Les massages sont utilisés pour soigner les *soldats revenant de la Première Guerre mondiale*

1936 ap. J.-C.
Drainage *lymphatique*

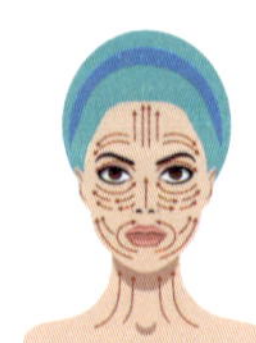

3000 av. J.-C.
Massage *ayurvédique*

2500 av. J.-C.
Réflexologie *plantaire* – premiers échos d'une réflexologie énergétique liée à l'acupuncture (Chine)

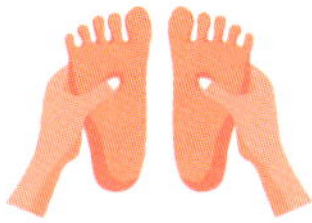

2330 av. J.-C.
Réflexologie plantaire, premiers vestiges sur une fresque murale de la tombe d'Ankhamahor (Égypte Antique)

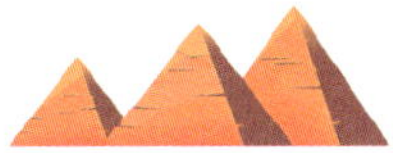

488 av. J.-C.
Massage *thaïlandais*

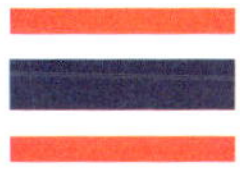

150 ap. J.-C.
Première *école* de massage

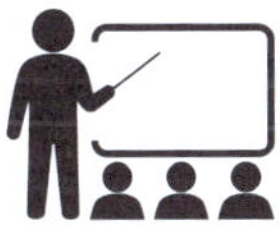

200 ap. J.-C.
Le *Huangdi Neijing*, un texte médical chinois, suggère les massages santé pour diverses affections

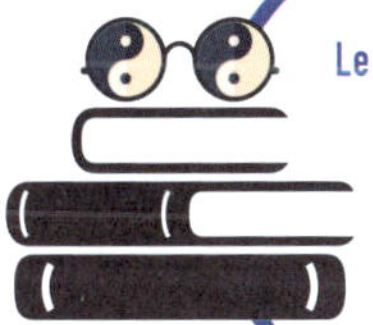

600 ap. J.-C.
Shiatsu

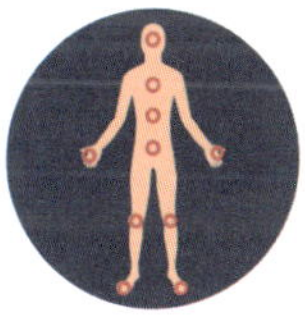

800 ap. J.-C.
Les anciens athlètes grecs se détendent pour les *Jeux olympiques* avec une forme de massage santé

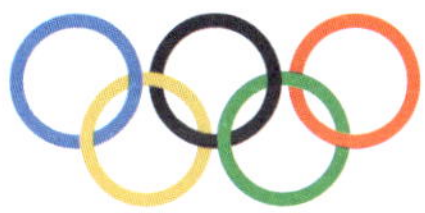

1012 ap. J.-C.
Massage *lomi-lomi*, aussi appelé massage hawaïen, temple ou loving hands. Lomi-lomi veut dire « presser/malaxer » en hawaïen

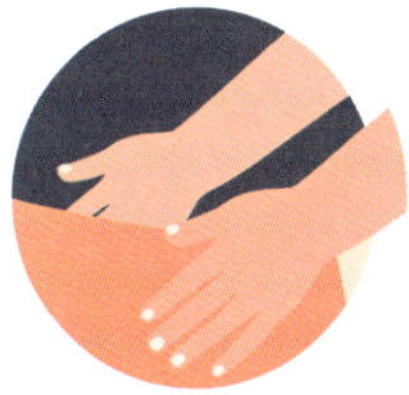

1500-1800 ap. J.-C.
Des scientifiques occidentaux documentent les *bénéfices* du massage santé

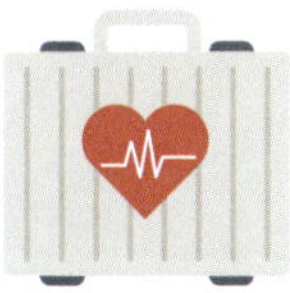

1938 ap. J.-C.
Publication du livre *Stories the feet can tell / stepping to better health* (USA) de la kiné-physiothérapeute Eunice Ingham : premières cartes occidentales complètes de réflexologie plantaire

1980 ap. J.-C.
Massage *prénatal*

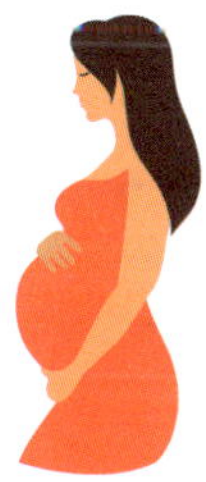

1990 ap. J.-C.
Massage aux pierres chaudes

20 BIENFAITS D'UN MASSAGE DU PIED

Une séance de réflexologie plantaire s'accompagne, de fait, d'un massage « classique » du pied. Ne serait-ce que pour « prendre contact », échauffer la voûte plantaire et le cou-de-pied de manière à les rendre plus réceptifs, plus souples. Et tout simplement, parce que c'est agréable. Mais pas seulement. Voici 20 bonnes raisons santé de s'offrir plus souvent un massage ou un automassage du pied.

Soulage le stress, l'anxiété

Aide à mieux dormir

Augmente l'énergie

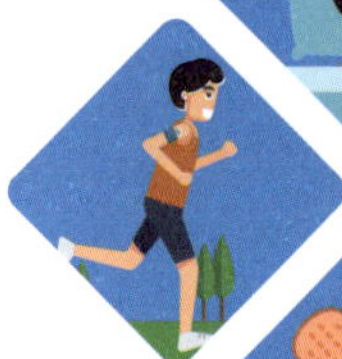

Accélère la récupération en cas de blessure

Favorise l'intimité, la proximité

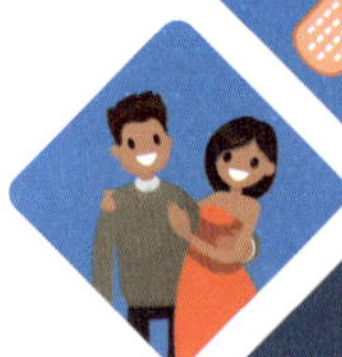

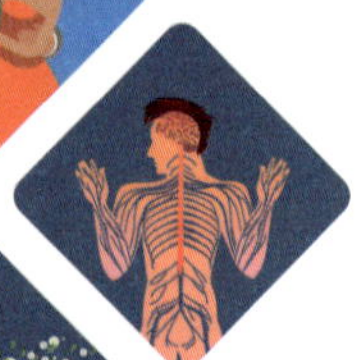

Stimule le système nerveux

Soutient l'immunité

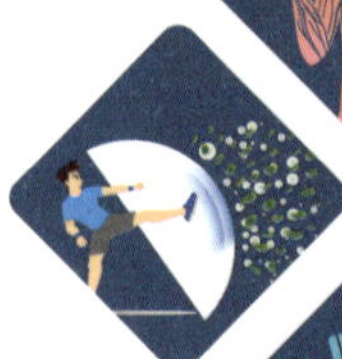

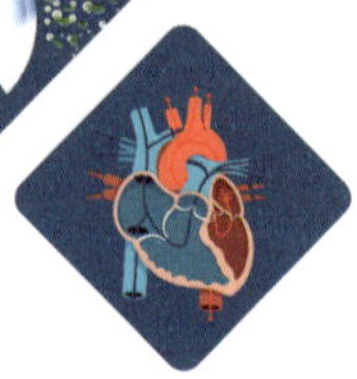

Améliore la circulation sanguine

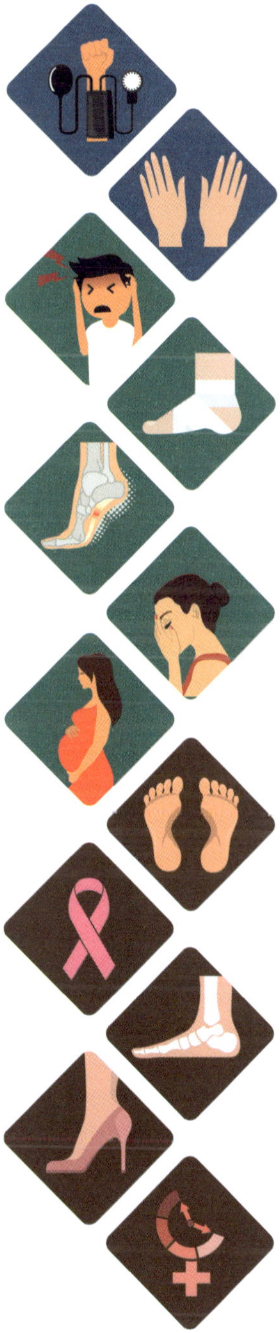

Abaisse la pression artérielle

Améliore la santé des ongles et de la peau

Soulage les migraines et les maux de tête

Aide à prévenir les blessures de la cheville

Évite la fasciite plantaire

Soulage des symptômes du syndrome prémenstruel

Réduit l'œdème de grossesse

Soulage de la goutte

Aide à mieux supporter les traitements anticancer – soin de support anti-douleurs, nausées, neuropathies

Réduit les douleurs en cas de pieds plats

Réduit les douleurs en cas de port de talons hauts (rétractations musculaires, pincements nerveux…)

Aide à réduire certains symptômes de la ménopause (stress, bouffées de chaleur, mauvaise circulation…)

10 CONSEILS POUR STIMULER CORRECTEMENT LES POINTS RÉFLEXOLOGIQUES

1 **Travaillez uniquement sur une peau sèche**, en bonne santé. En cas de blessure ou de corne trop épaisse, stimulez les zones des mains en attendant que les pieds guérissent ou qu'un podologue ôte la corne.

2 Si nécessaire, **appliquez un peu de crème hydratante sur et sous le pied**. Pas trop, et pas d'huile végétale, pour éviter les glissades incontrôlées. Nous faisons de la réflexologie, pas un massage californien.

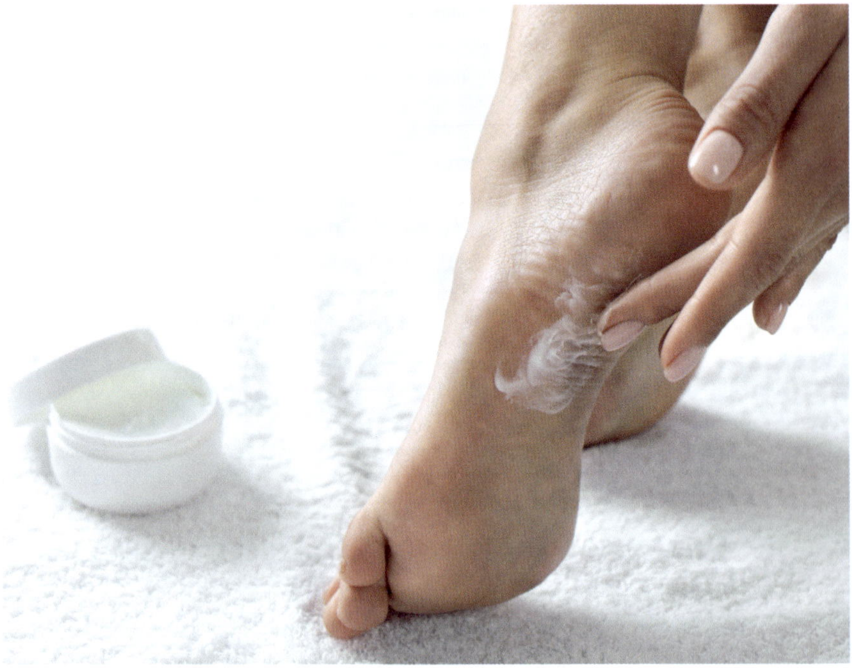

3 **Installez-vous confortablement pour travailler.** Commencez par le gauche, « le côté de l'Empereur ». Il procure une énergie superficielle, « tout de suite » et aide à se sentir en confiance. Le pied droit, « le côté de la Reine », remuera des énergies plus profondes. Le plus simple est de s'asseoir et de poser le pied sur la cuisse opposée, face plantaire devant vous. Si pour une raison ou une autre vous n'êtes pas « bien » dans cette position, trouvez-en une autre. Ou allongez-vous et demandez à un partenaire de masser les zones réflexes souhaitées. Sinon, rabattez-vous sur les zones réflexes des mains.

4 **En réflexologie plantaire**, commencez par effleurer le pied tout entier et « frottez-le » entre vos deux mains, comme pour le réchauffer. Faites-le « jouer » autour de la cheville, tirez un peu les orteils et le haut du pied vers vous, puis au contraire penchez-le vers le sol. Ces manœuvres d'échauffement ont pour but de favoriser la circulation sanguine, assouplir et préparer le pied afin de gagner en efficacité réflexo.

5 **Traitez les zones réflexes** en posant le doigt exactement dessus, à 90°. Pressez graduellement et sans relâche, durant 3 minutes. Le pouce convient pour les points « en zone dure » (par exemple sous les pieds) ; l'index et le majeur sont mieux adaptés aux points « tendres ». S'il s'agit d'une zone étendue, comme le côlon, suivez le trait imaginaire en maintenant la pression tout du long. Une fois arrivé au bout, repartez en début de « trait » et recommencez 5 ou 6 fois ; terminez par le poing fermé, pour stimuler toute la zone en même temps.

6 **Si une zone réflexe fait « un peu mal », focalisez dessus**, le but est justement de la travailler jusqu'à ce qu'elle ne soit plus gênante. Mais n'allez jamais jusqu'à la vraie douleur. Si cela fait « vraiment mal », n'insistez en aucun cas. Essayez au contraire la réflexologie douce : effleurez la zone sans la brusquer. Si c'est encore trop, travaillez en réflexologie palmaire : la main étant moins sensible, ce sera plus confortable.

7 **Si vous administrez une séance de réflexologie plantaire** à une personne, maintenez toujours sa cheville soit d'une main, soit entre vos cuisses ou entre deux oreillers, le pied ne doit pas se « balader ». Tenez-le fermement : pour le receveur c'est agréable car enveloppant, pour le donneur, c'est plus précis pour stimuler les zones réflexes.

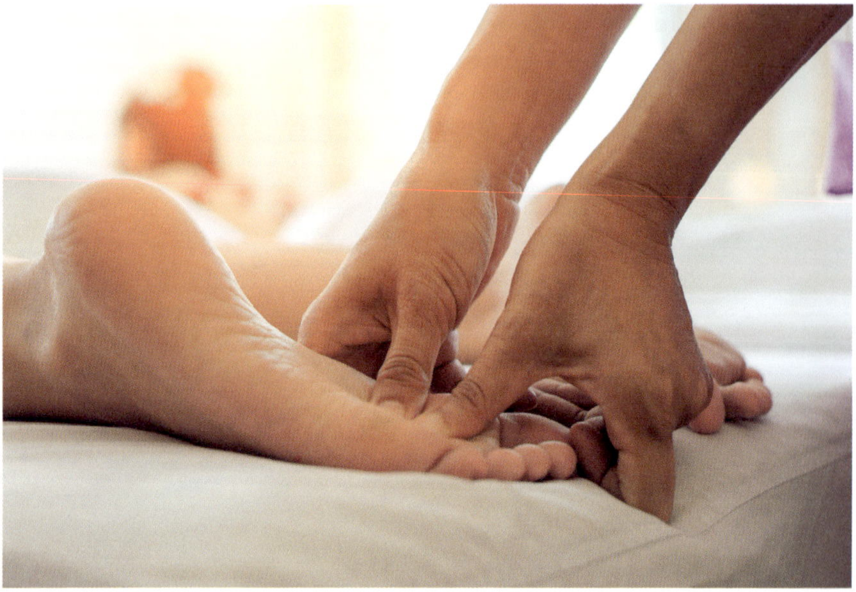

8 **Appliquez la « bonne » pression.** Tous les points « ne se valent pas », si l'on peut dire. Certains sont situés en zone tendre, d'autres sous la corne du pied. Certains ne font pas mal du tout, d'autres arrachent une grimace (ce sont justement ceux qu'il faut travailler). Donc « écoutez » avec vos doigts. Commencez toujours par une pression assez douce, puis forcez jusqu'à ce que vous sentiez qu'un peu plus vous auriez mal. Le mot d'ordre pour être sûr de ne pas se tromper : pressez fermement jusqu'à une « exquise douleur ». Et tenez bon. Dans l'immense majorité des cas, le « nœud » cède au bout de 2 minutes maximum et la zone devient alors plus souple, déliée, nettement moins douloureuse.

9 **Évitez les séances juste avant et surtout juste après un repas.** Attendez une bonne heure après un repas léger et 3 à 4 heures après des agapes.

10 **En prévention, on peut se contenter de tapping.** C'est-à-dire tapoter les points de réflexologie quotidiennement, pendant quelques minutes. Ainsi, on les « réveille » tout en favorisant la circulation, d'abord localement puis d'une manière plus générale. Le tapotement est connu en médecine énergétique, l'exercice le plus commun étant probablement le « tapping » des reins, chaque matin, pour des journées plus toniques : il « réveille » les surrénales. Mais ce principe peut être appliqué à tous les autres points énergétiques.

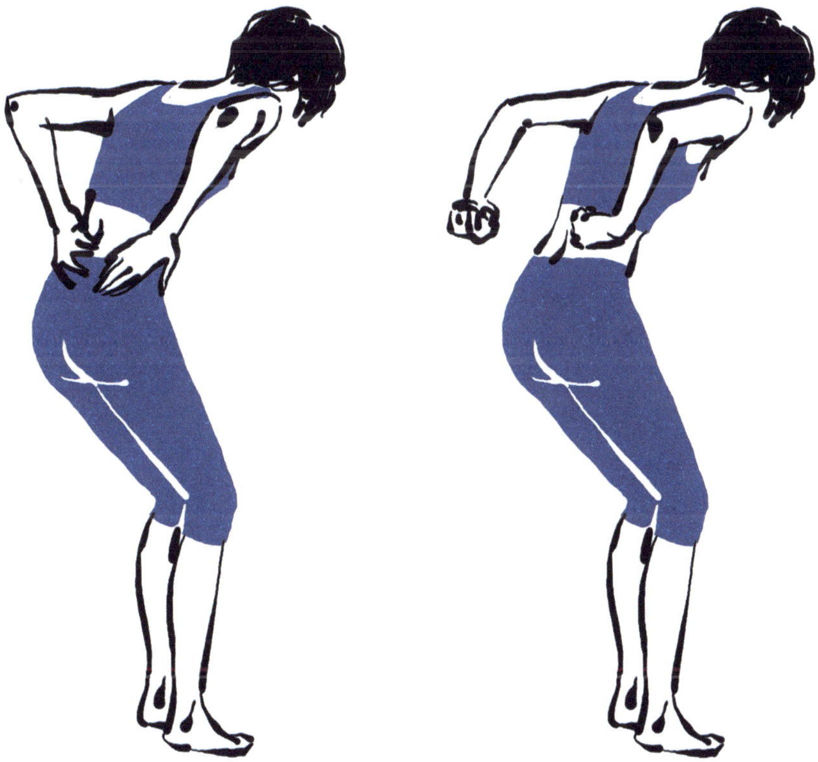

DIS-MOI OÙ TU AS MAL, JE TE DIRAI QUELLES ZONES RÉFLEXES STIMULER

1. Les zones à stimuler en cas de problèmes à la tête

Vous souffrez de maux de tête, de migraines, de problèmes d'ouïe, d'odorat, de vue, de douleurs situés sur le visage, dans la bouche, les yeux, les sinus, le cou, la mâchoire... Même si vous n'en connaissez pas exactement l'origine, rien n'empêche d'essayer de vous soulager en attendant d'aller consulter votre médecin ou votre dentiste, qui posera un diagnostic précis et prodiguera les soins appropriés. D'une manière générale, travaillez les extrémités des doigts, dessus et dessous, en tirant et pinçant chaque doigt, chaque orteil.

Les zones réflexes de la tête et du cou

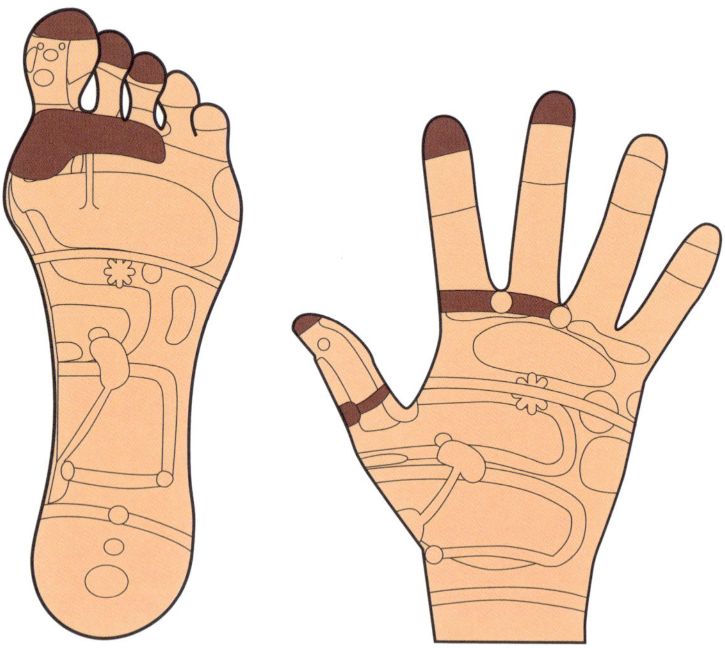

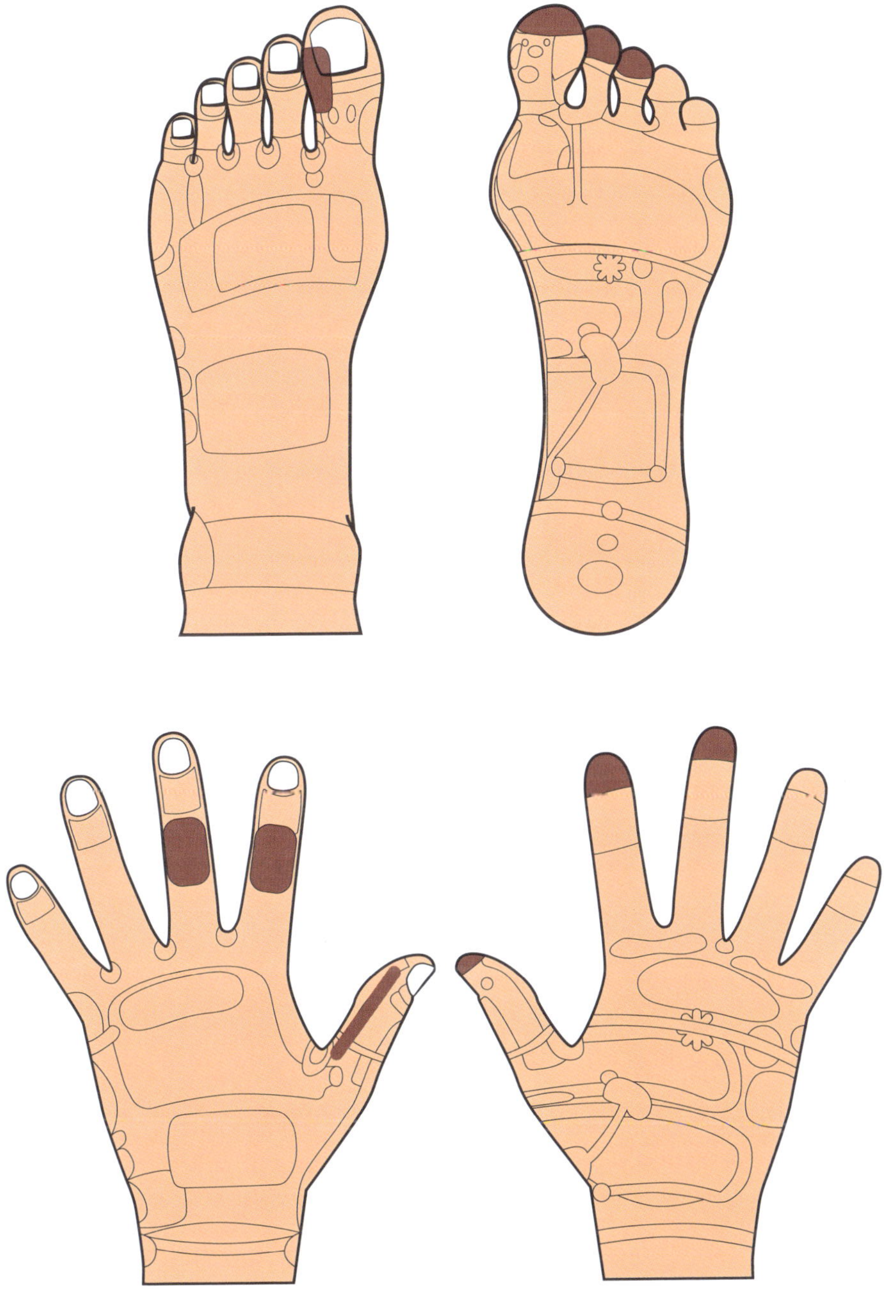

2. Les zones principales à stimuler en cas de problèmes digestifs

Que vous ayez mal au ventre « de stress », à cause d'une gastro-entérite, de brûlures d'estomac ou encore suite à des abus – périodes de fêtes, excès de sucre, de gras... –, stimulez l'ensemble des zones et points réflexes proposés ici. C'est bien sûr également valable si vous souffrez de ballonnements, nausées, vomissements... Le but : soulager foie, vésicule, côlon en libérant l'énergie. Si les symptômes ne passent pas très vite, consultez bien évidemment votre médecin.

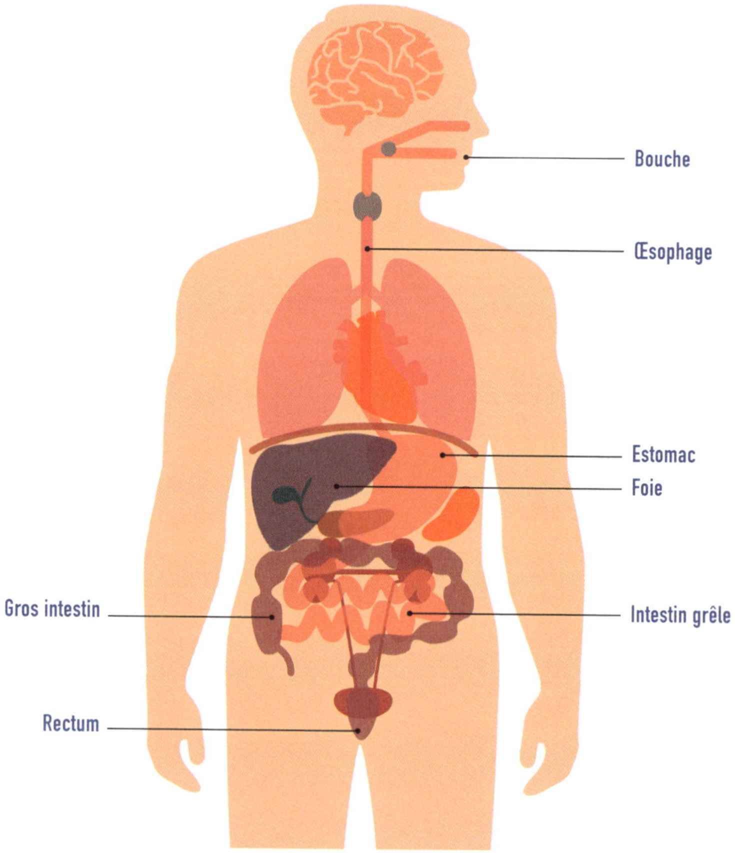

Les zones réflexes du système digestif

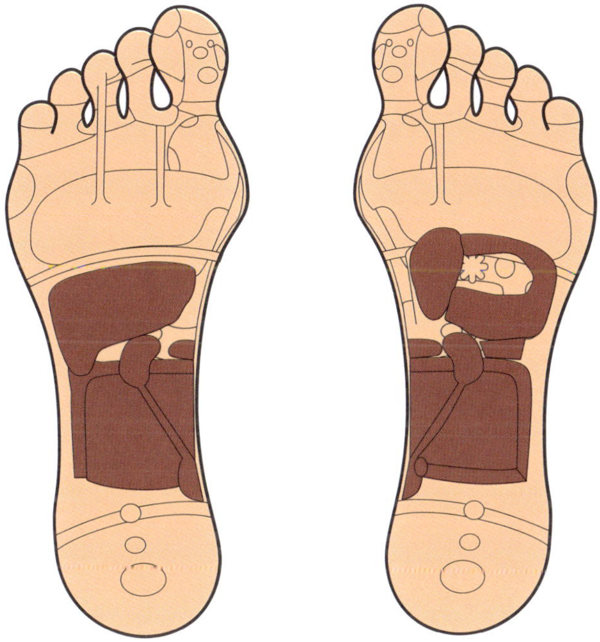

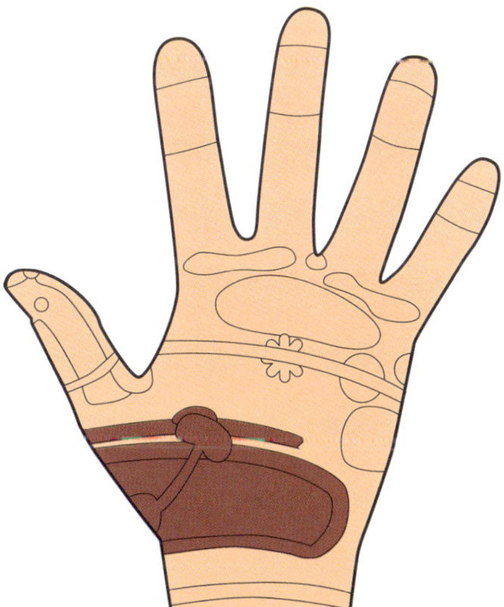

3. Les zones principales à stimuler en cas de problèmes moteurs – articulaires, osseux et musculaires

Quand bouger fait mal, ou que ce n'est carrément plus possible pour une raison ou une autre, voici les points réflexes à travailler. Voyez large : quand on souffre d'une articulation, les muscles, tendons et nerfs autour sont forcément en souffrance eux aussi. Un « pincement » nerveux peut déboucher sur une douleur à la jambe, aux mains, aux bras. À l'inverse, un problème osseux ou ligamentaire (plâtre, immobilisation...) à droite a automatiquement pour conséquence de surcharger le travail du corps à gauche. Bref : si votre cheville souffre, c'est l'ensemble des muscles et articulations de la posture que vous pouvez stimuler.

Les zones réflexes du système locomoteur

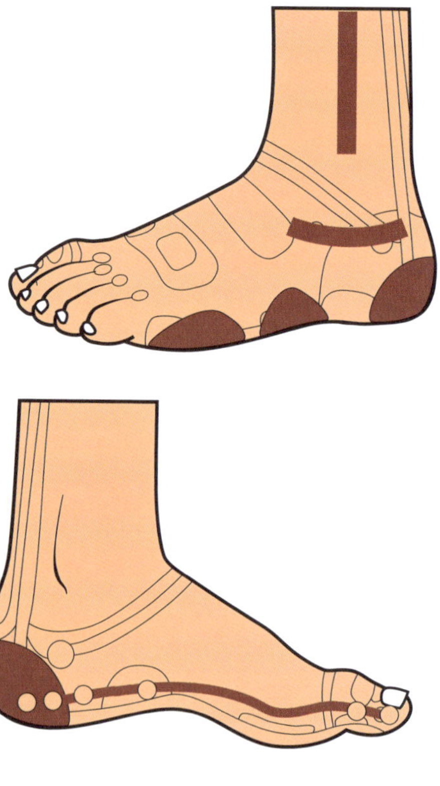

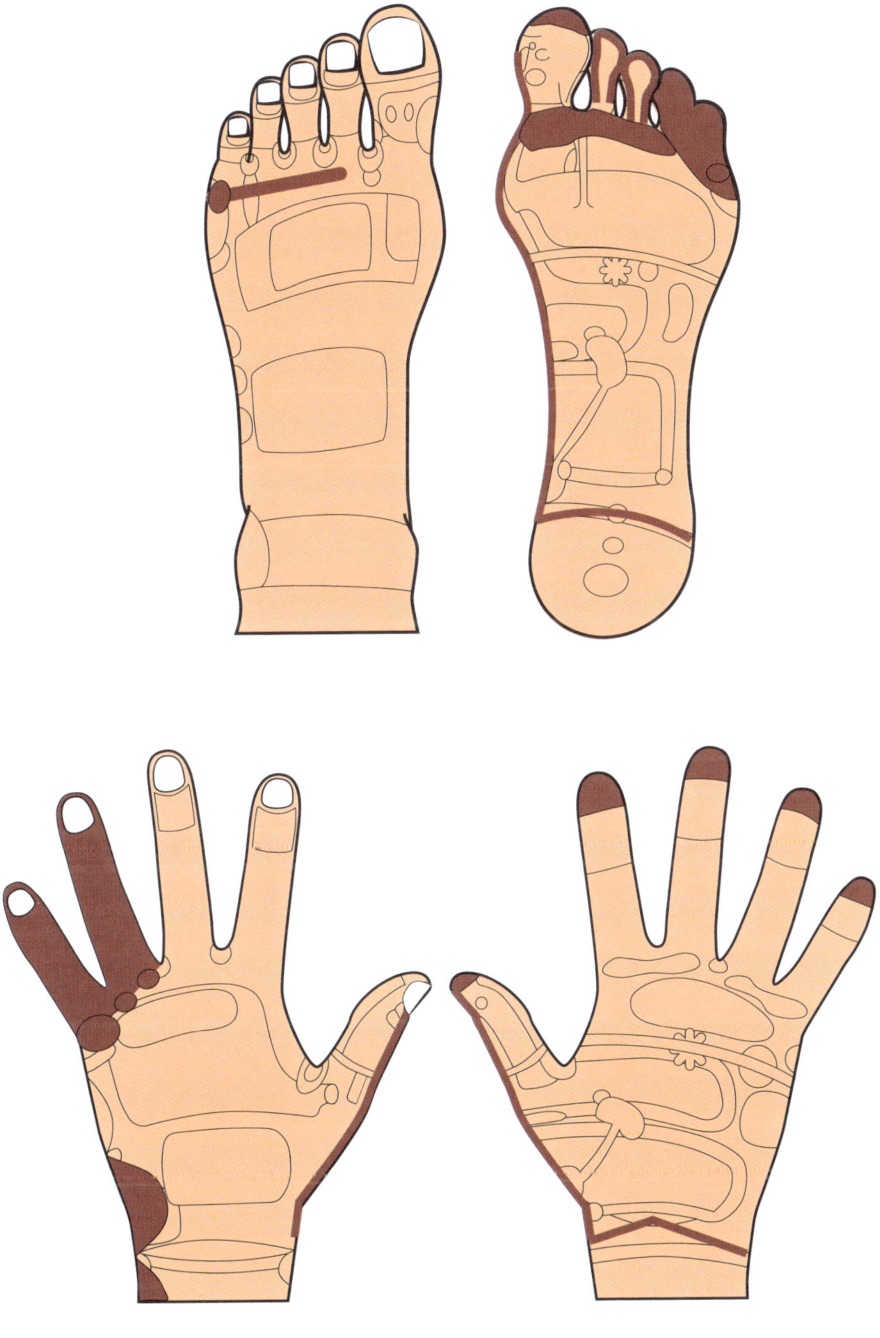

4. Les zones principales à stimuler en cas de problèmes respiratoires et ORL

Difficultés respiratoires dues au stress, à une allergie, une infection, toux, nez bouché ou qui coule, problèmes au nez, aux poumons, quels qu'ils soient : travaillez ces zones réflexes. L'idée : stimuler la circulation de l'énergie pour aider le corps à se défendre, libérer les voies respiratoires et compléter avec des huiles essentielles aux vertus antidouleur, anti-inflammatoires ou aidant à évacuer le mucus.

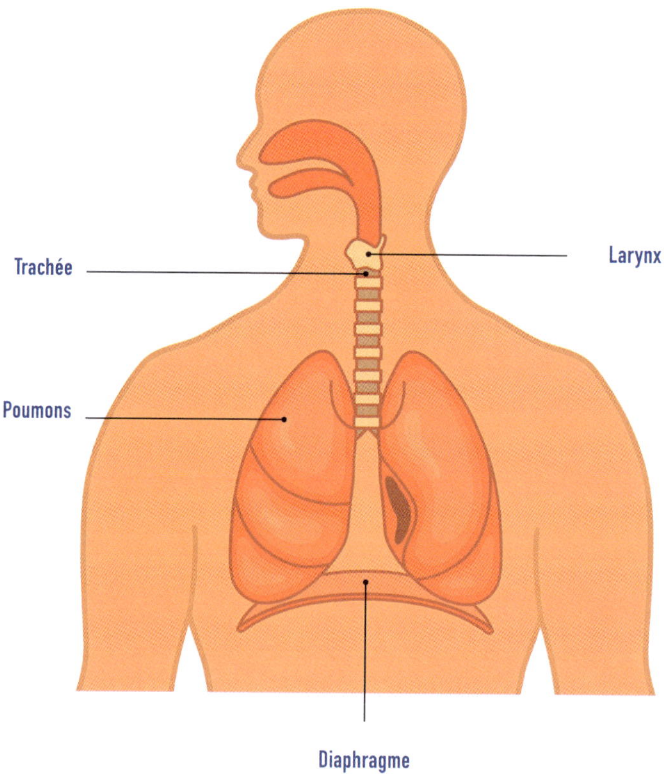

Les zones réflexes du système respiratoire

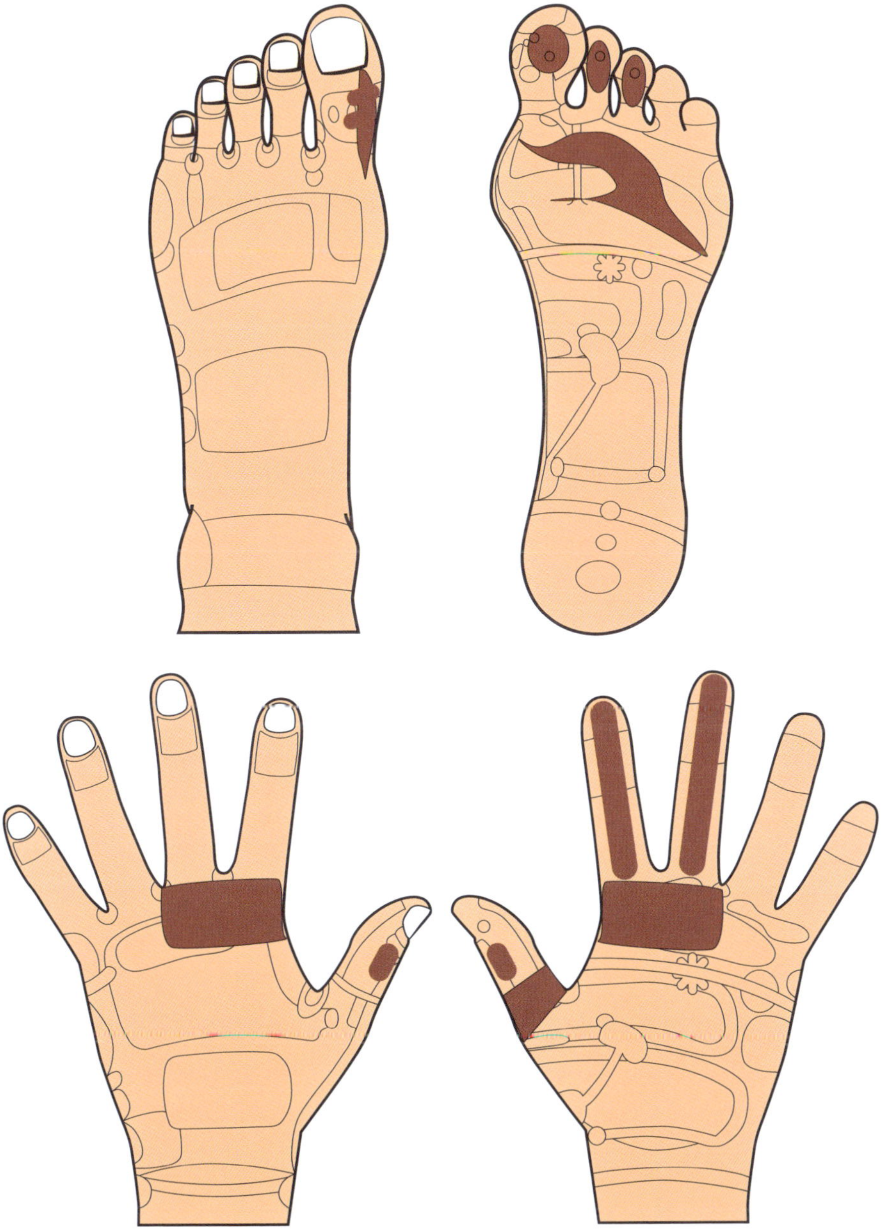

5. Les zones principales à stimuler en cas de problèmes circulatoires

Avoir « une mauvaise circulation », c'est à la fois vague : quelle circulation ? du sang ? de la lymphe ? Problèmes veineux ? artériels ? Varices ? Jambes lourdes ? Douleurs à la marche ? Gros bras suite à un traitement médical lourd ? Mollets « raides » ? Doigts boudinés ?

Et à la fois très concret quand il s'agit de vous pourrir la vie. Le massage est le traitement naturel royal et basique pour aider à faire circuler les liquides dans le corps, quels qu'ils soient. On l'associera à la réflexologie pour encore plus d'efficacité. Et s'il s'accompagne d'huile essentielle favorisant la circulation, l'intégrité des vaisseaux sanguins ou le drainage, c'est encore mieux.

Les zones réflexes de l'appareil circulatoire

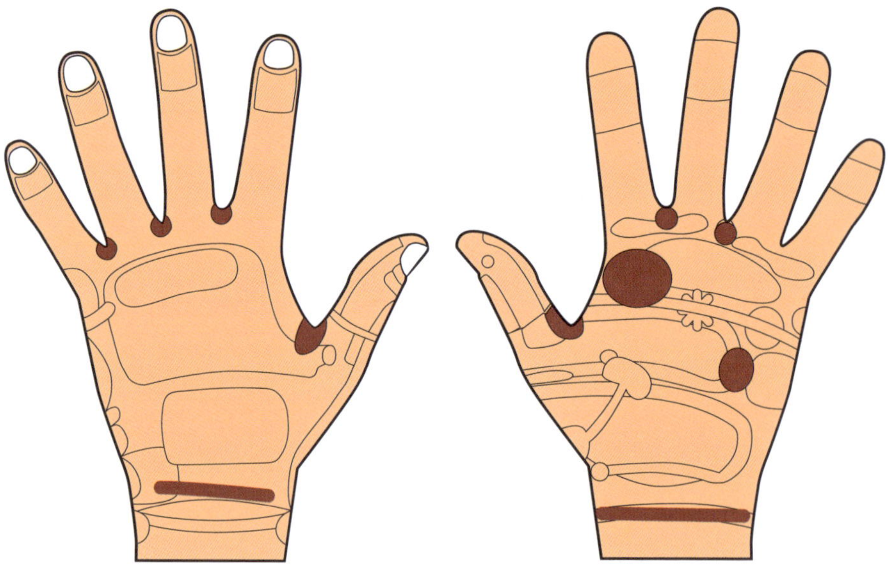

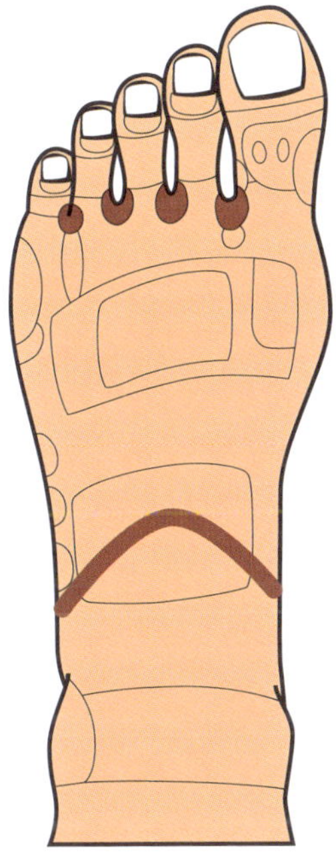

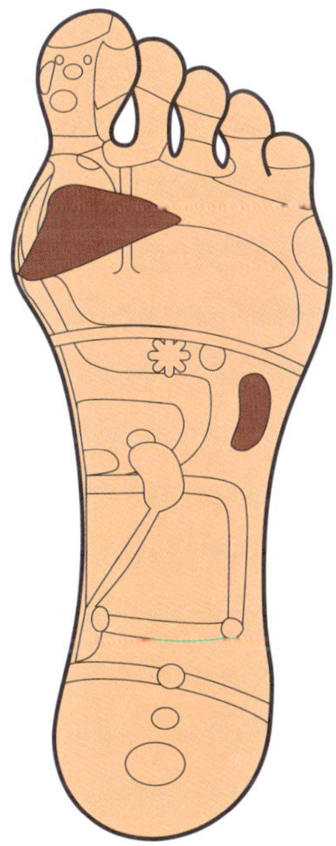

6. Les zones principales à stimuler en cas de problèmes génito-urinaires

Troubles urinaires – pipi tout le temps ou au contraire « bloqué », douleurs, zone urinaire « irritée » – ou problèmes génitaux – douleurs, rougeurs, démangeaisons, écoulements, maux de ventre liés au cycle menstruel, prostate qui fait sa loi... –, difficultés à tomber enceinte... doivent impérativement vous faire consulter. Il faut toujours traiter une infection, une mycose, une anomalie après avoir posé un diagnostic précis : c'est le travail du médecin ! En attendant votre rendez-vous, aidez-vous de la réflexologie aroma pour atténuer votre inconfort.

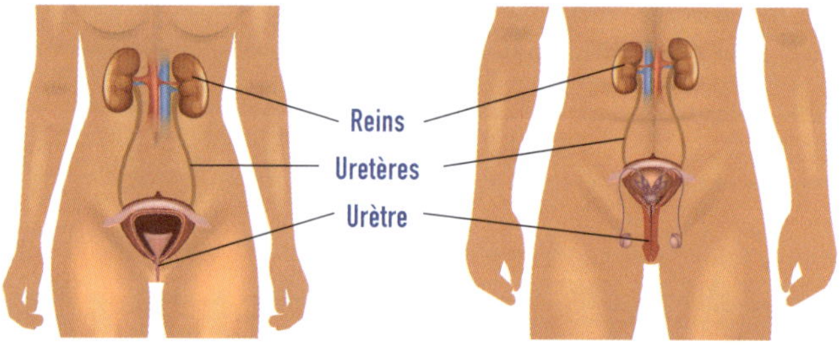

Système urinaire féminin

Système urinaire masculin

Les zones réflexes de l'appareil urinaire

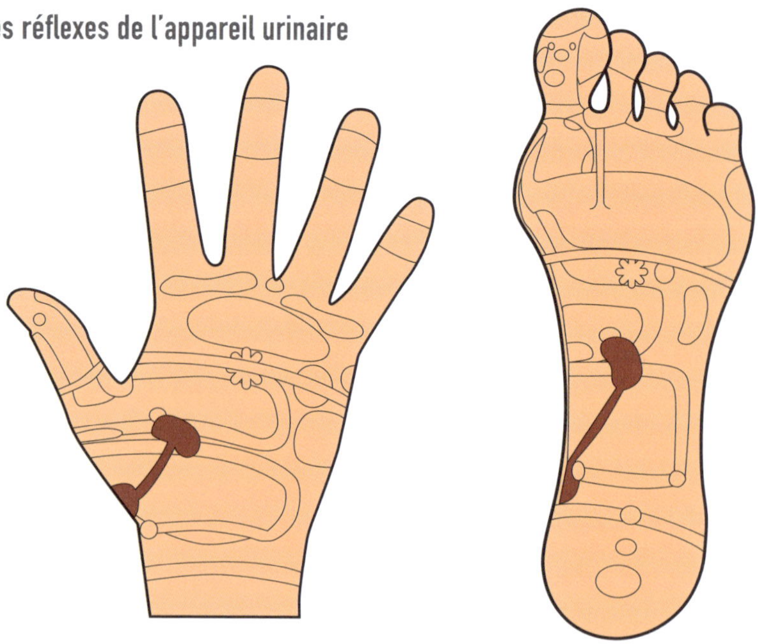

Les zones réflexes du système reproducteur

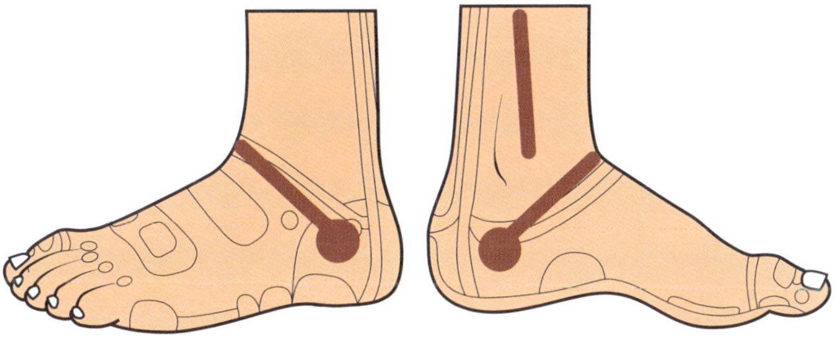

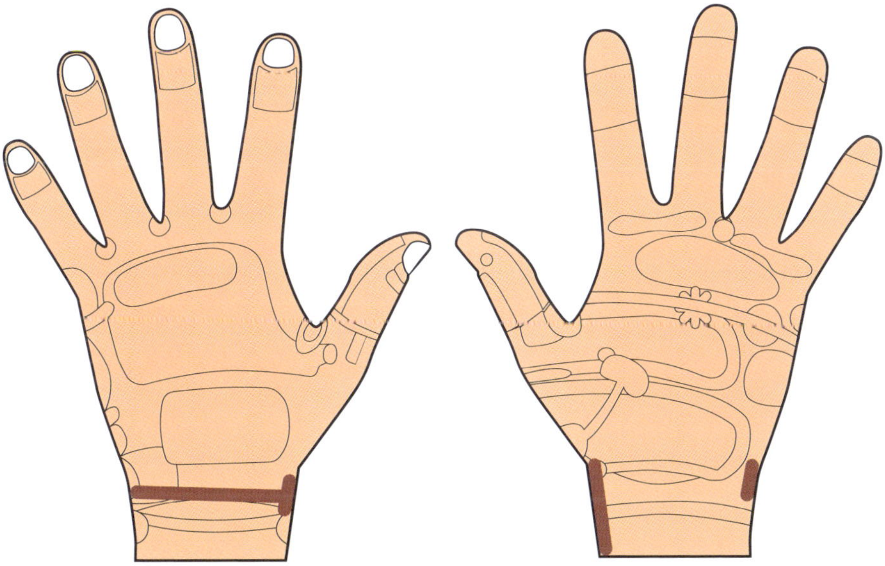

7. Les zones principales à stimuler en cas de problèmes hormonaux

Les hormones sont les messagères du corps : elles permettent aux organes de communiquer entre eux et avec le cerveau. On imagine facilement à quel point ce système hormonal est complexe, très fin. Seul un bon endocrinologue peut vous accompagner pour vos traitements hormonaux. Mais entre deux rendez-vous, et si malgré votre traitement l'équilibre n'est pas total, aidez-vous de la réflexologie aroma.

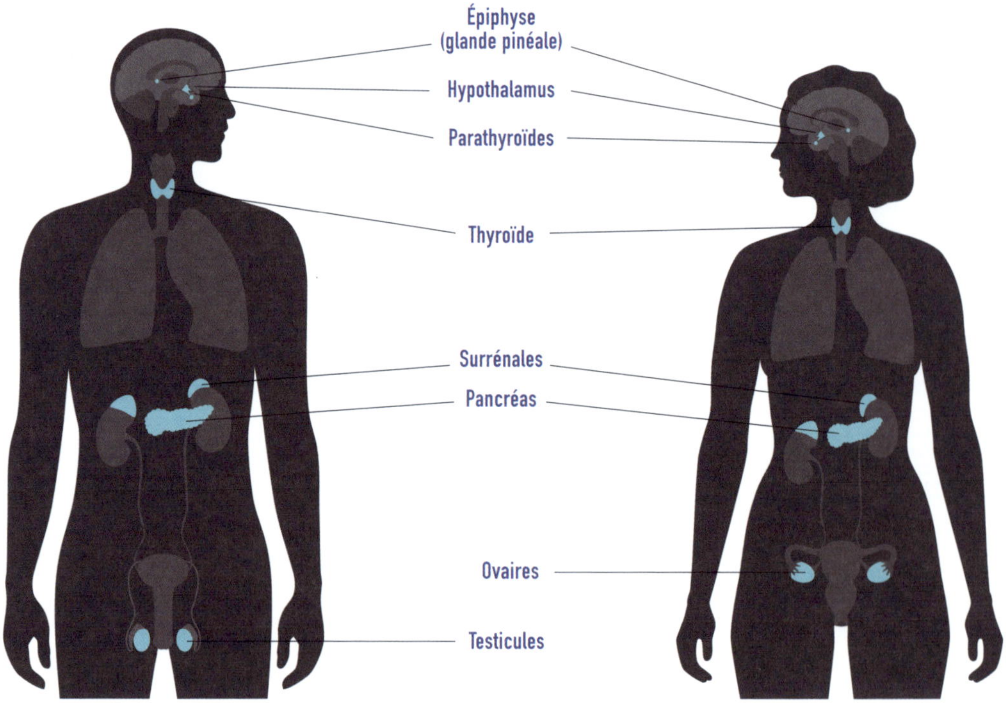

Les zones réflexes du système endocrinien

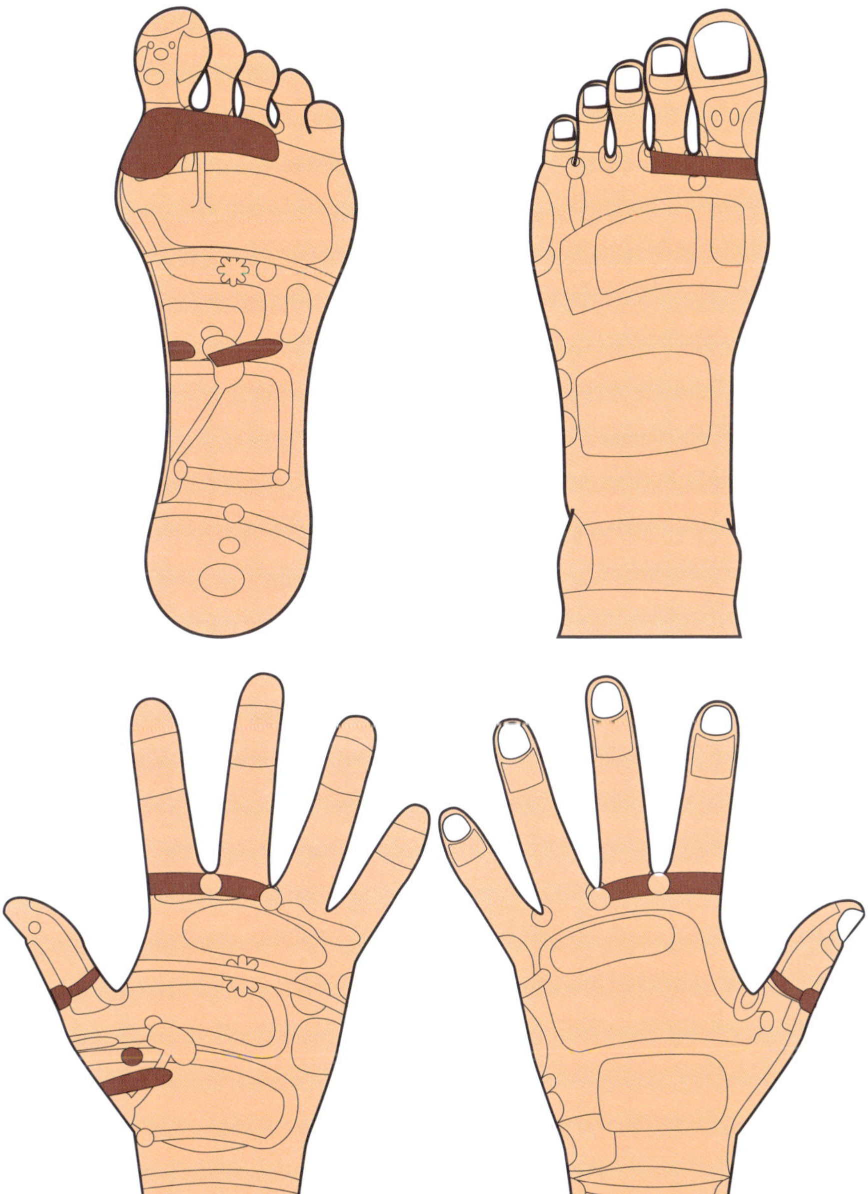

8. Les zones principales à stimuler en cas de problèmes de peau

La peau nous trahit souvent. Rouge aux joues en cas de trouble amoureux, d'humiliation, de trac ; blanche comme un linge quand d'un coup rien ne va plus ; sèche, boutonneuse et douloureuse (poussées, plaques...) en réaction à un stress ou un coup de fatigue... elle dit tout haut ce que notre corps pense tout bas. Et, bien sûr, elle est le siège d'attaques régulières de microbes, vent, froid, chaud, coups et heurts, interventions chirurgicales, dermatillomanie... Elle en voit vraiment de toutes les couleurs ! Aidez-la à retrouver ses marques, son équilibre, sa capacité à nous protéger du monde extérieur, en stimulant les zones réflexes adéquates. Et choisissez bien les huiles essentielles : antiseptique, apaisante, adoucissante, équilibrante, antimycosique ? À déterminer grâce à notre abécédaire p. 52.

Les zones réflexes de la peau

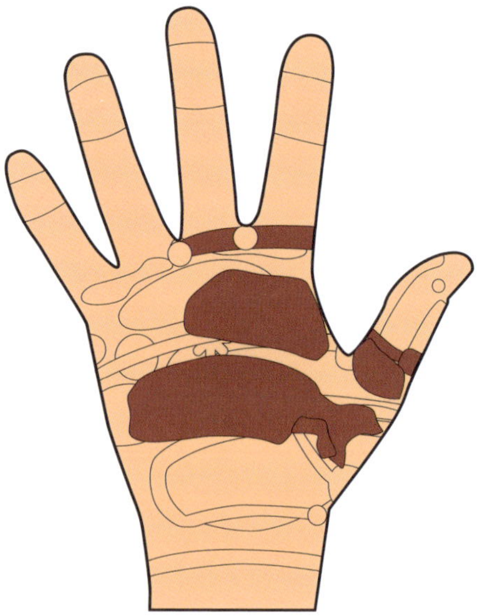

9. Les zones principales à stimuler en cas de problèmes émotionnels

Jalousie, joie, colère, tristesse, trac... les émotions sont vitales. Sans elles, nous n'aurions jamais peur et nous ferions n'importe quoi, y compris nous mettre en danger. Sans elles nous ne tomberions pas amoureux, nous n'aurions pas d'élan pour accompagner nos projets, nous relier les uns aux autres, etc. La vie vaudrait-elle alors la peine d'être vécue ? Mais parfois, elles sont atrocement douloureuses. Ou pire, elles prennent le contrôle de notre quotidien, au point de le rendre très compliqué, pour nous-même et pour notre entourage. La réflexologie aroma peut aider à se poser, à ralentir les battements cardiaques désordonnés, à alléger la boule dans la gorge, le diaphragme « coincé » et autres prises en otage physiques imposées par le stress.

Les zones réflexes de la colère, l'agressivité

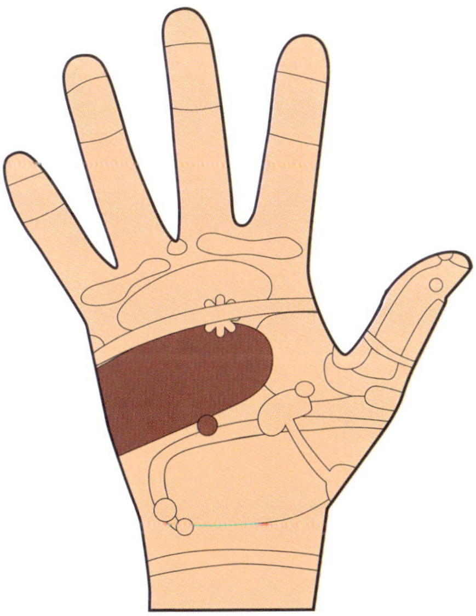

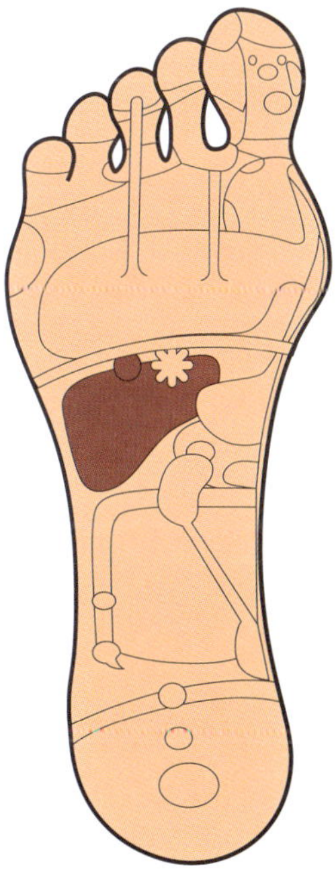

Les zones réflexes de la peur, l'insécurité

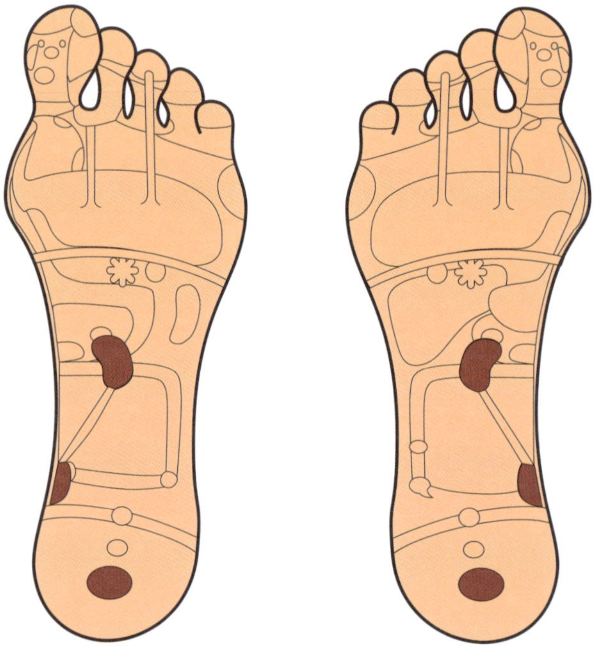

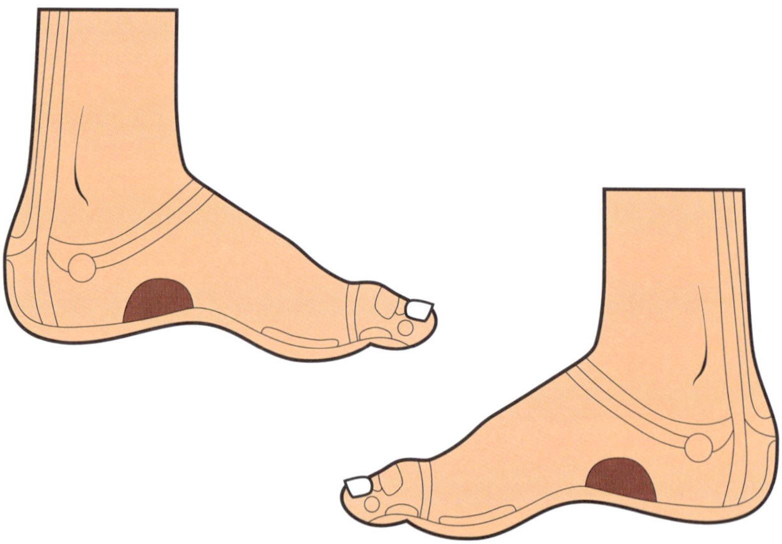

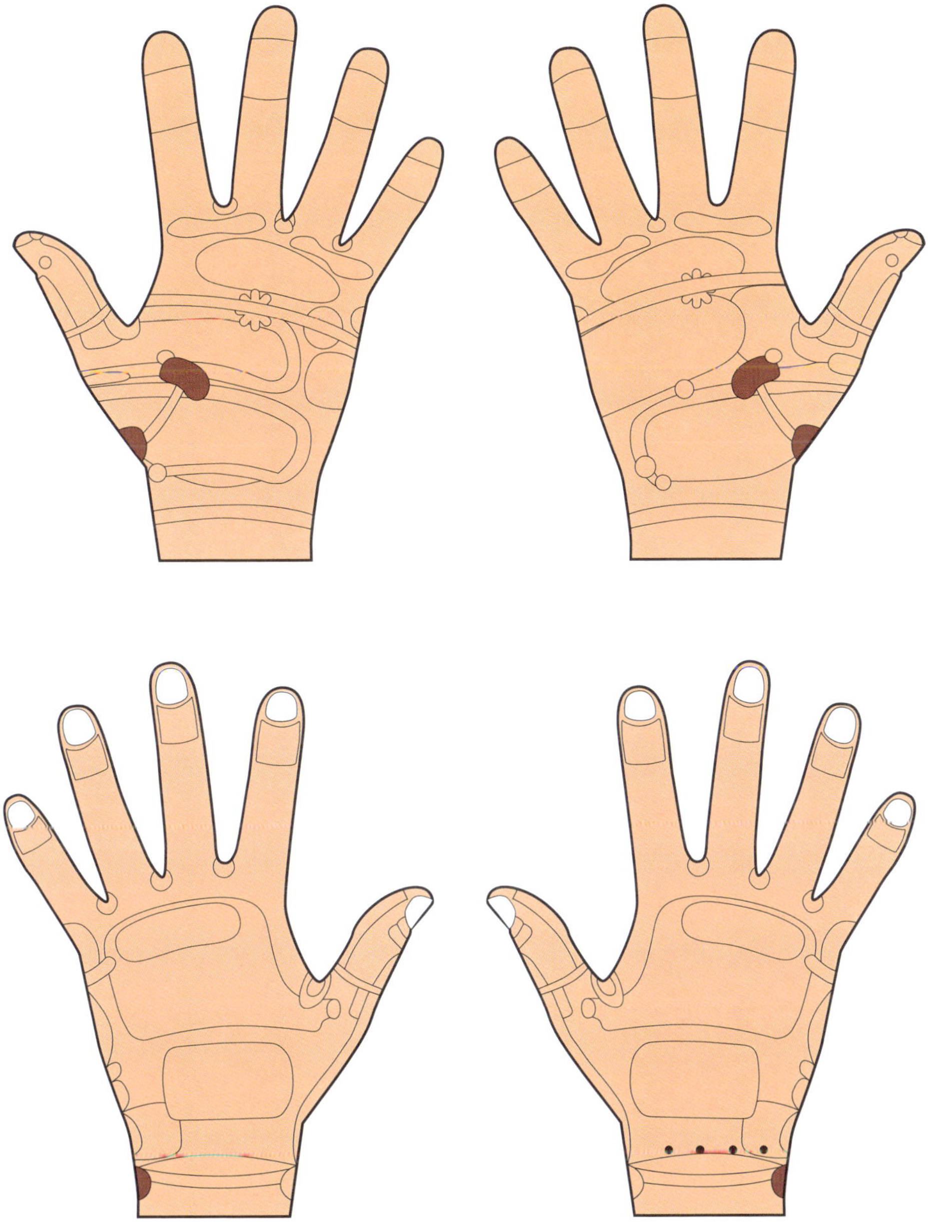

Les zones réflexes de la haine, la rancœur

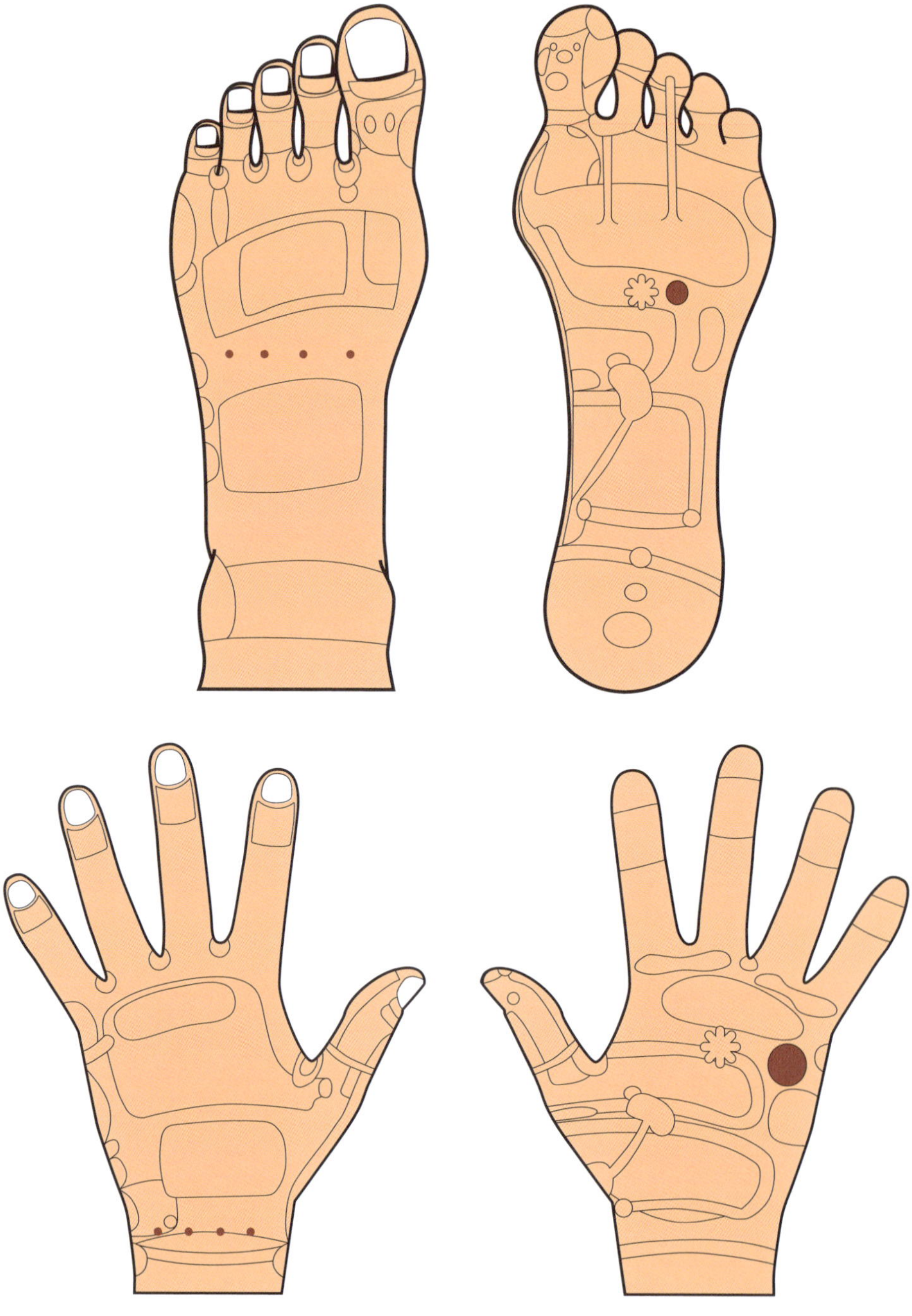

Les zones réflexes de l'inquiétude, l'anxiété

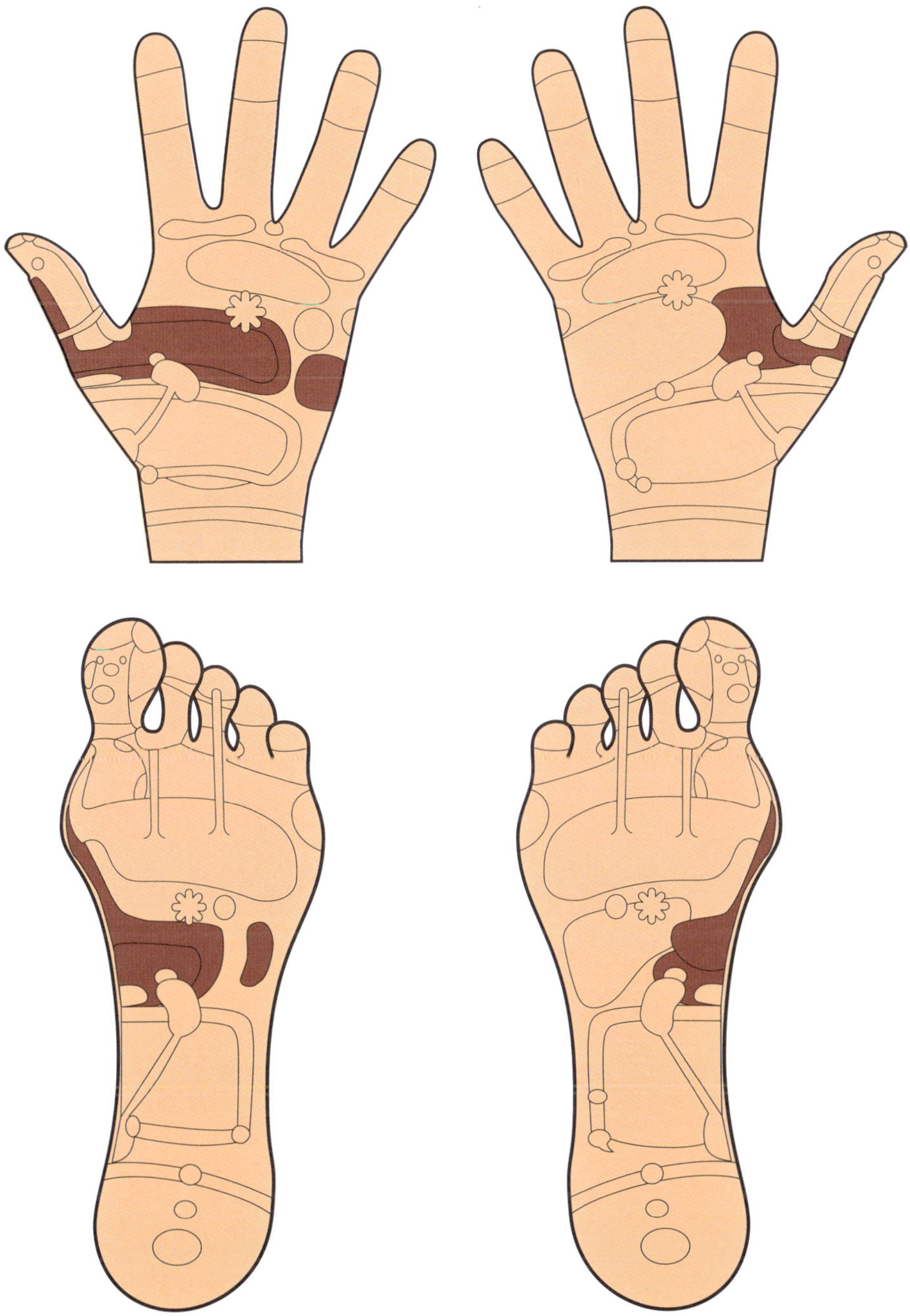

Les zones réflexes de la tristesse, du chagrin

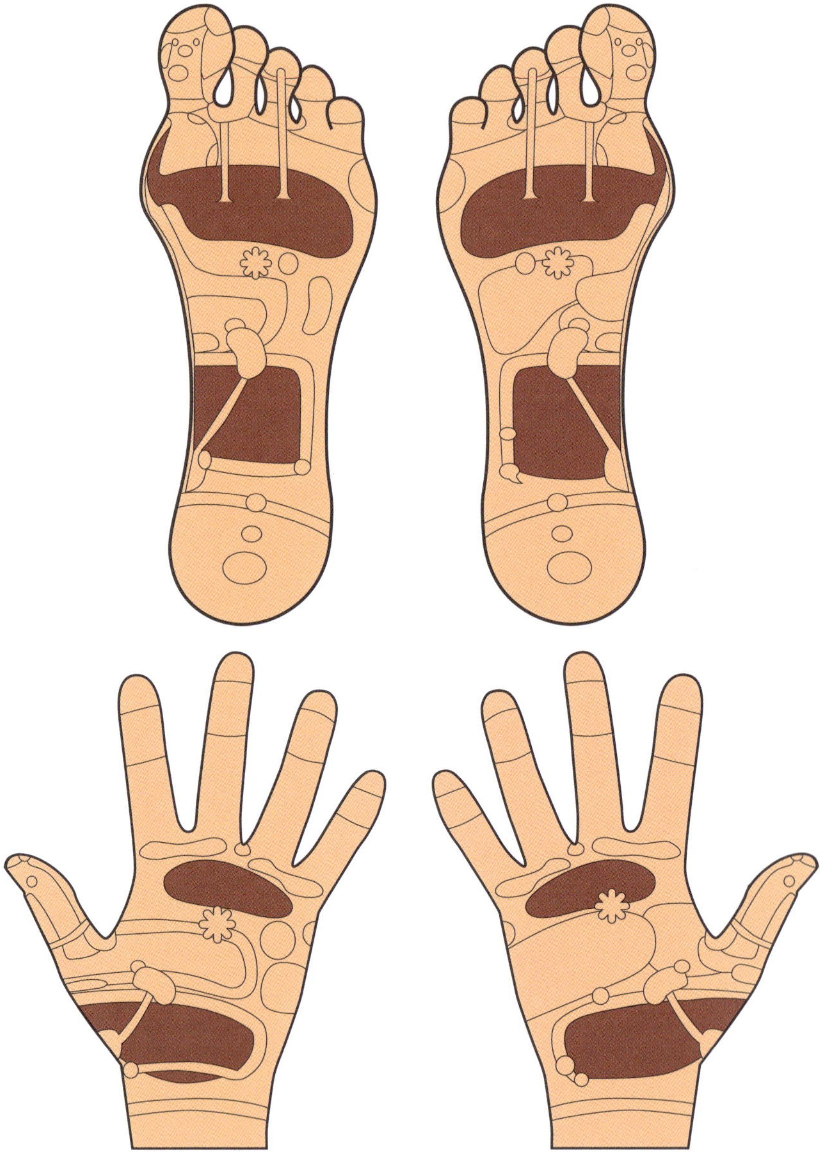

10. Les zones principales à stimuler en cas de problèmes en lien avec les nerfs de la tête

Anosmie et agueusie (troubles de l'odorat et du goût, on en a tant entendu parler durant la pandémie de Covid-19), myopie, strabisme, anopsie (troubles de la vue), acouphènes, surdité, vertiges... mais aussi névralgie du visage, problèmes de salivation, de langue (douleur, paralysie...), de déglutition, troubles de la mastication et tout ce qui a trait à une anomalie sensorielle ou motrice est en lien avec les nerfs crâniens. La réflexologie aroma peut aider à débloquer des situations pénibles, douloureuses, d'une part grâce à une stimulation très précise, d'autre part grâce à des huiles essentielles superbement efficaces contre les névralgies notamment.

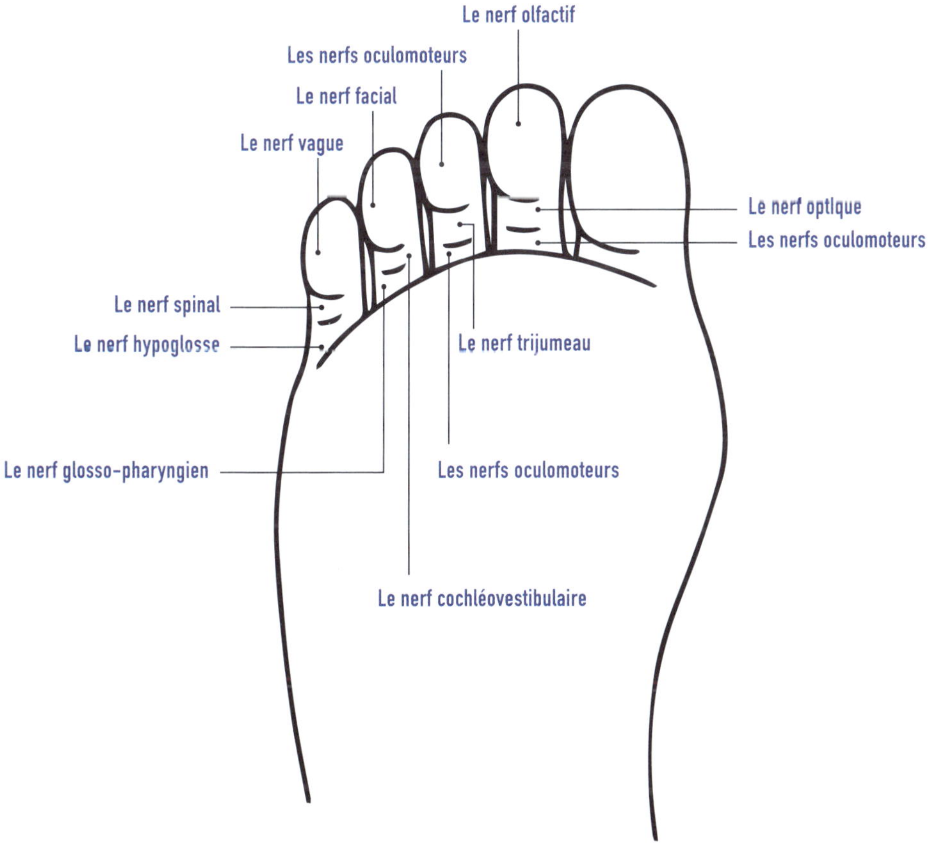

2

RÉFLEXOLOGIE ET AROMATHÉRAPIE, UN MARIAGE DE RAISON

5 BONNES RAISONS D'ASSOCIER LA RÉFLEXOLOGIE ET LES HUILES ESSENTIELLES

Associer réflexologie et huiles essentielles n'a que des avantages.

Pour les massages aroma, on a l'habitude d'utiliser une quantité d'huile essentielle et d'huile végétale plus ou moins importante selon la zone à traiter. Un massage complet du dos ou du corps fait ainsi appel à environ 1 cuillère à soupe de mélange huile essentielle (HE) + huile végétale (HV), voire davantage.

En réflexologie énergétique, rien de tel : l'idée est d'appliquer une seule goutte d'HE (le plus souvent sans HV compte tenu de la faible quantité Et de la non-fragilité de la peau sous les pieds et les mains) sur un point précis du corps, en relation avec le problème à traiter. La porte d'entrée du corps est alors un point dit énergétique, de type réflexologie, acupression, ou acupuncture.

Étant donné la puissance des huiles essentielles, plusieurs avantages sont à considérer dans cette approche « minimaliste ».

1 *Un risque moindre de réaction cutanée* (irritation, plaques...) puisqu'une moindre quantité d'HE employée.

2 *Un risque moindre de réaction en général* – choc, tachycardie...

3 *Une excellente efficacité et hyper-rapidité,* car l'HE n'est pas diluée dans une HV. Les molécules actives passent tout de suite dans le sang.

4 *On peut traiter certaines personnes qui n'auraient pas supporté un massage « classique » aroma.* Dans le cas de stress intense, par exemple, il peut se révéler impossible de toucher le plexus solaire directement tant ça fait mal ! On passe alors par des chemins détournés : un point énergétique.

5 *Une économie substantielle :* moins de gouttes = le flacon dure plus longtemps ! Au passage, c'est exemplaire aussi pour les ressources et la planète.

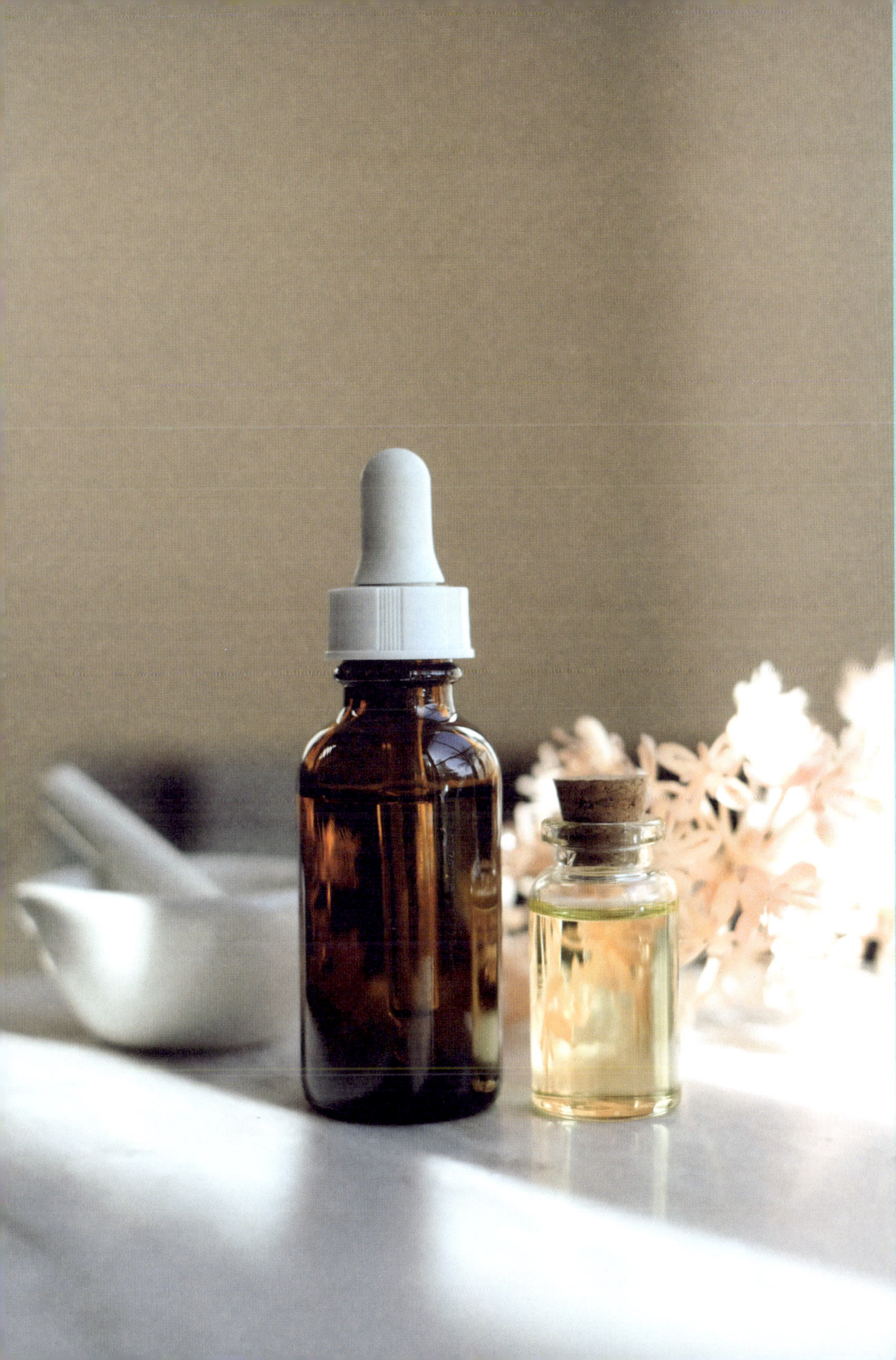

LES 20 MEILLEURES HUILES ESSENTIELLES EN RÉFLEXOLOGIE

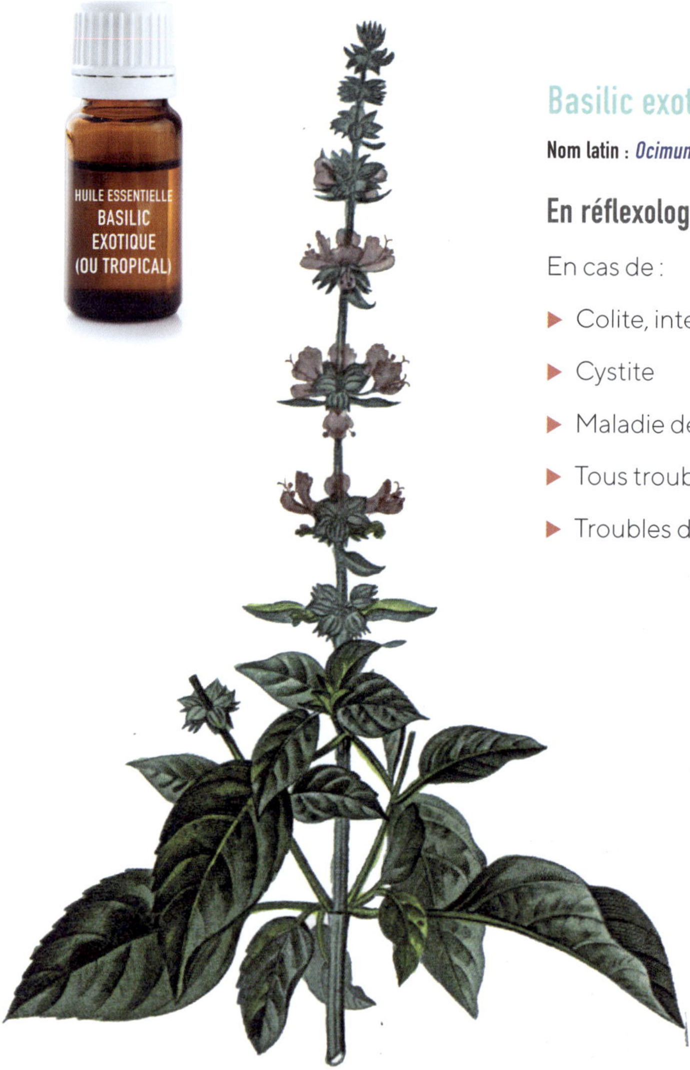

Basilic exotique (ou tropical)

Nom latin : *Ocimum basilicum var. basilicum*

En réflexologie aroma

En cas de :

- Colite, intestin irritable
- Cystite
- Maladie de Crohn
- Tous troubles spasmodiques
- Troubles digestifs et hépatiques

- Retrouvez-la dans nos conseils « Colites, intestin irritable, colopathie fonctionnelle » (p. 98), « Cystite, fausse cystite, urétrite » (p. 104), « Surpoids » (p. 162).

Bergamote

Nom latin : *Citrus aurantium ssp bergamia*

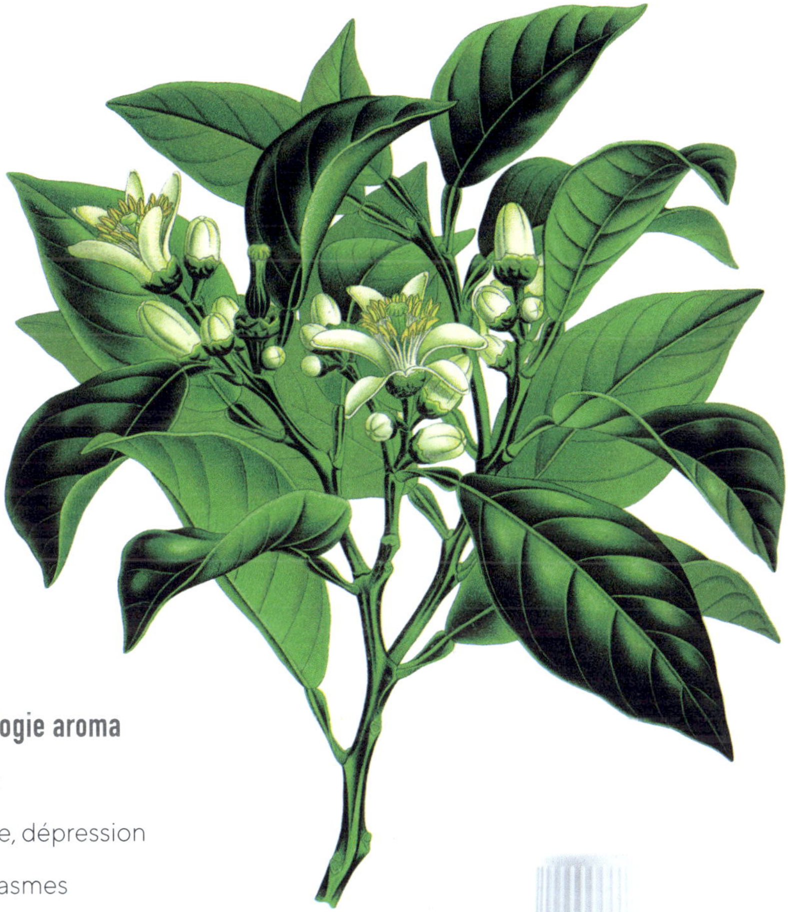

En réflexologie aroma

En cas de :

- Déprime, dépression
- Tous spasmes
- Digestion lente
- Insomnie
- Irritabilité

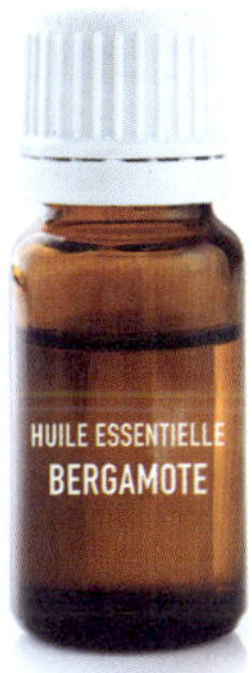

• Retrouvez-la dans nos conseils « Déprime » (p. 108).

Camomille noble (romaine)

Nom latin : *Chamaemelum nobile, Anthemis nobilis*

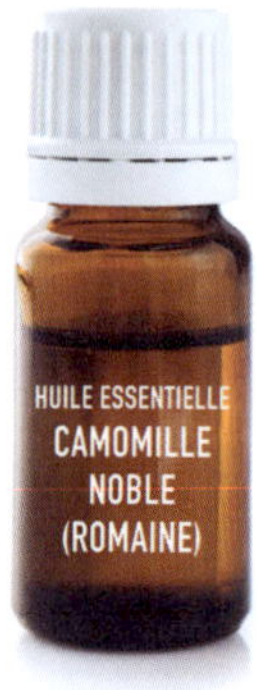

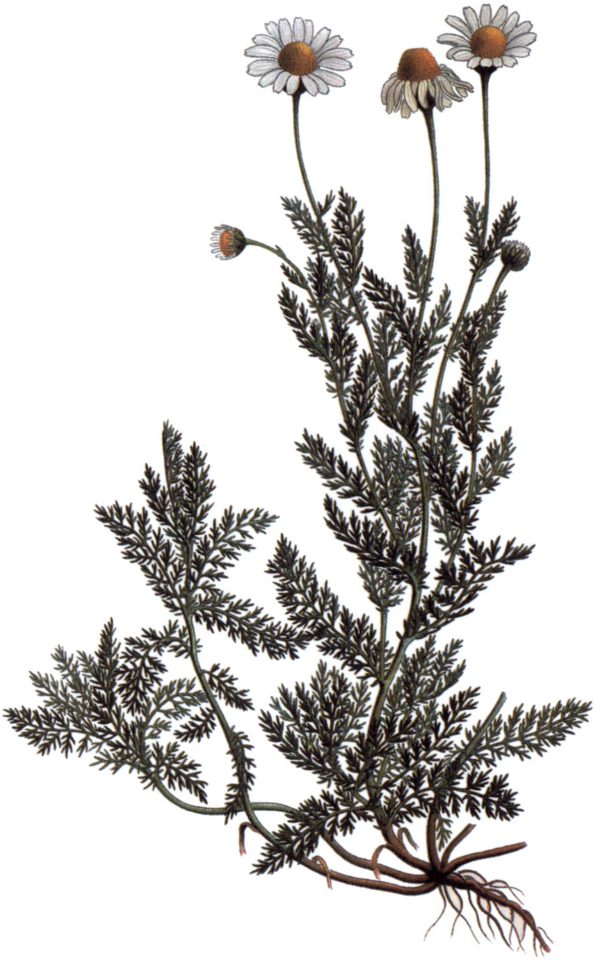

En réflexologie aroma

En cas de :

- Spasmes (musculaires, digestifs...)
- Irritations cutanées
- Décalage horaire
- Déséquilibre émotionnel (on peut alterner avec les HE de petit grain bigaradier, litsée citronnée ou néroli en cas de chagrin, tristesse, choc nerveux)
- Douleurs dentaires
- Stress
- Visage (douleurs/troubles : névralgie faciale, d'Arnold...)
- Yeux (douleurs/troubles : fatigue, cataracte, dégénérescence maculaire)

- Retrouvez-la dans nos conseils « Décalage horaire » (p. 106), « Déprime » (p. 108), « Diarrhées » (p. 114), « Mal aux dents » (p. 144), « Peurs » (p. 154), « Stress, inquiétude, tension... » (p. 160), « Surpoids » (p. 162), « Testicules » (p. 164), « Bébés et enfants » (p. 185).

Citron

Nom latin : *Citrus limonum, Citrus limon*

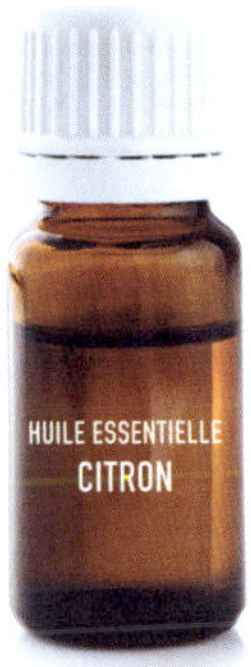

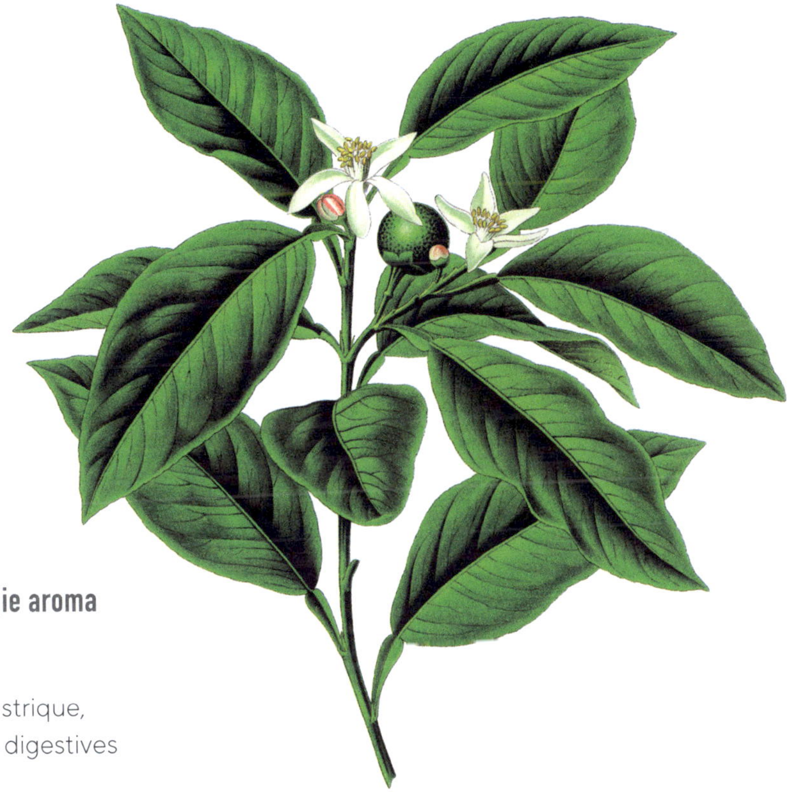

En réflexologie aroma

En cas de :

- Acidité gastrique, difficultés digestives
- Surpoids
- Troubles circulatoires
- Cholestérol
- Besoin de drainage
- Besoin de relancer le métabolisme
- Troubles hépatiques
- Nausées, mal des transports

• Retrouvez-la dans nos conseils « Acidité gastrique, mal à l'estomac » (p. 74) « Lendemains de fête » (p. 130).

Cyprès de Provence

Nom latin : *Cupressus sempervirens var. stricta*

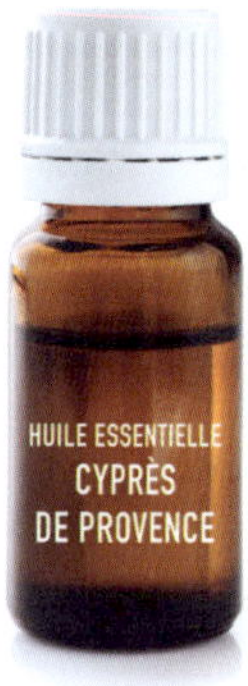

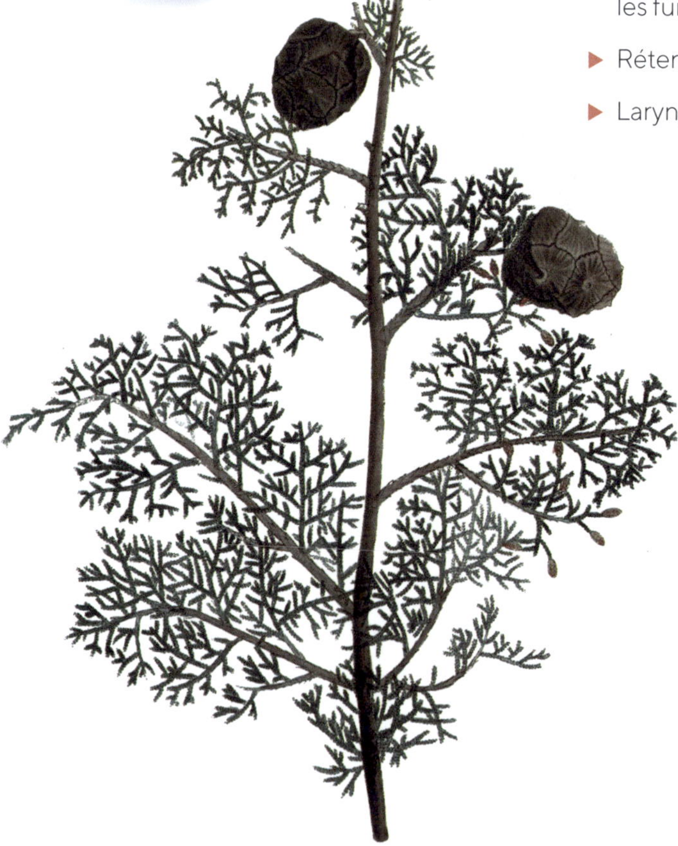

En réflexologie aroma

En cas de :

- Cellulite
- Hémorroïdes
- Incontinence urinaire
- Jambes lourdes
- Périnée (renforcer, éviter les fuites urinaires)
- Rétention d'eau
- Laryngite, extinction de voix

- **Retrouvez-la dans nos conseils « Cellulite » (p. 94), « Surpoids » (p. 162).**

Eucalyptus radié

Nom latin : *Eucalyptus radiata cineolifera*

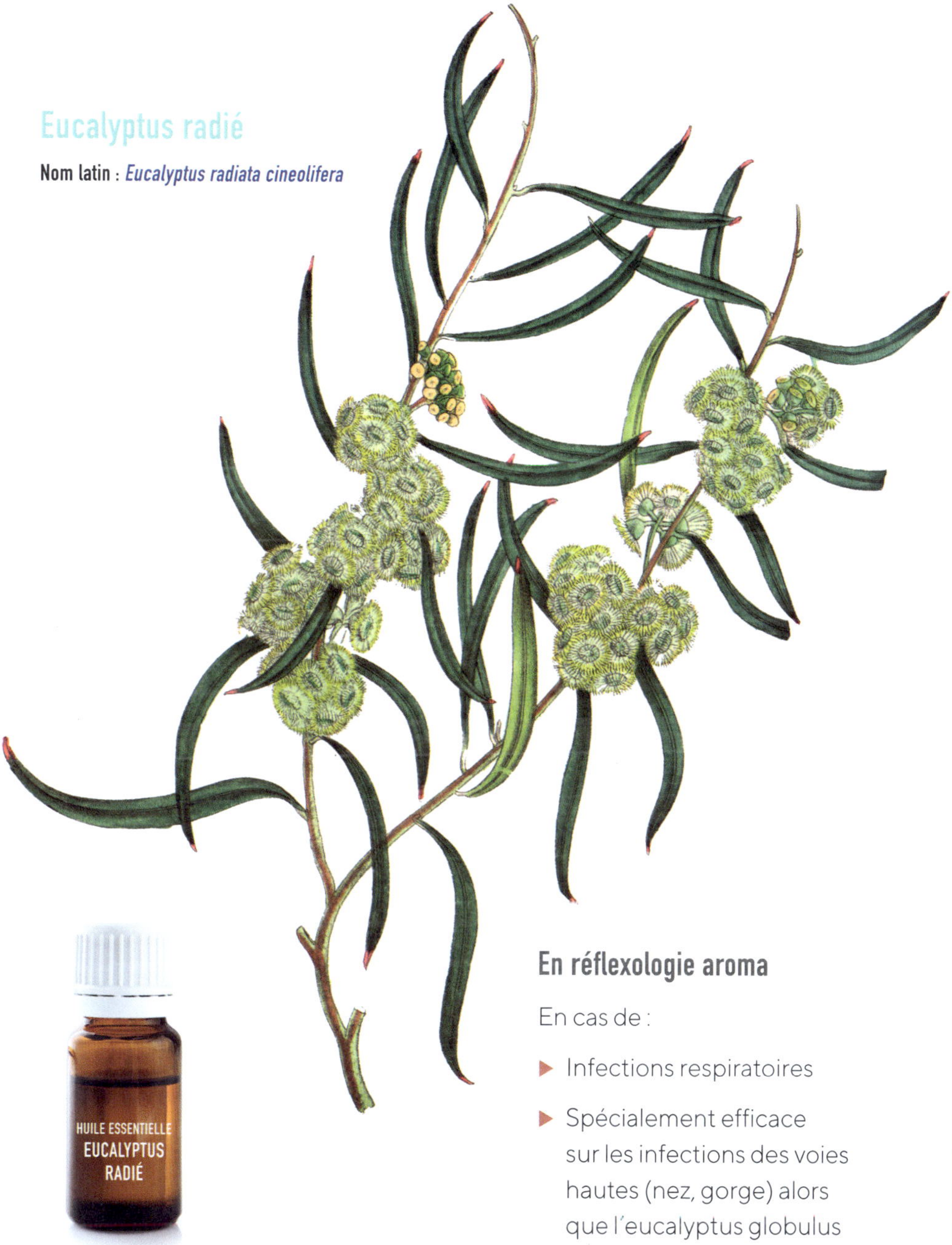

- Retrouvez-la dans nos conseils « Bronchite » (p. 92), « Mal à la gorge » (p. 138), « Rhume » (p. 158).

En réflexologie aroma

En cas de :

- Infections respiratoires
- Spécialement efficace sur les infections des voies hautes (nez, gorge) alors que l'eucalyptus globulus s'occupe surtout des voies basses (bronches)
- Nez bouché, qui coule
- Rhume, rhume des foins

Gaulthérie couchée

Nom latin : ***Gaultheria procumbens* (= *Gaultheria graveolens*)**

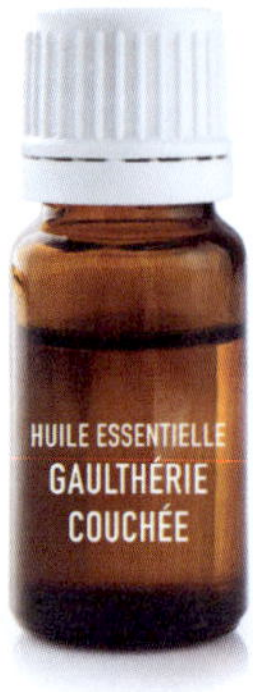

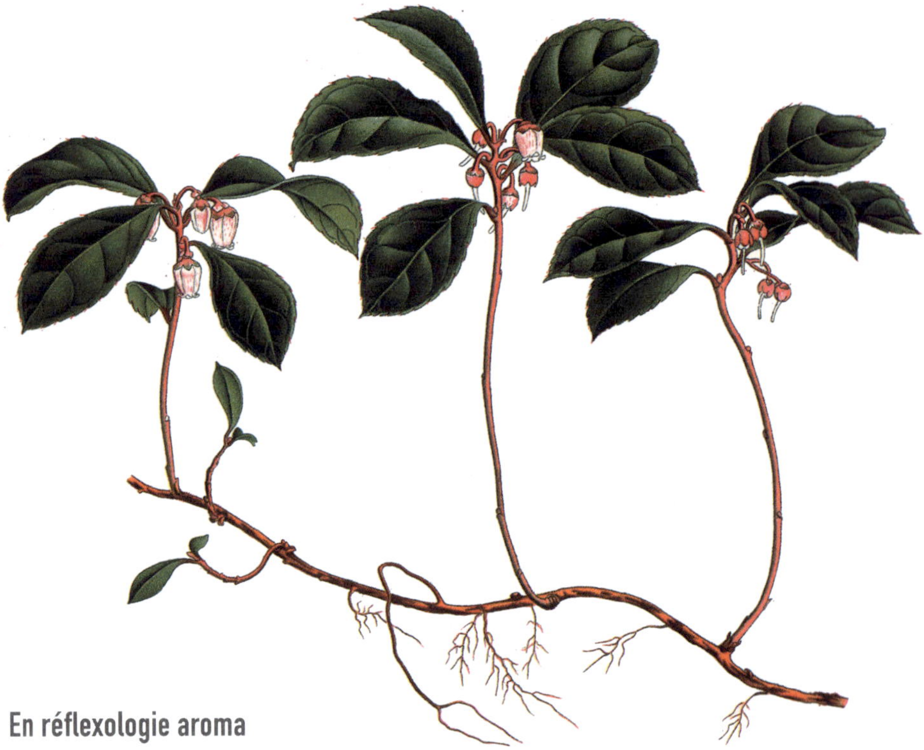

En réflexologie aroma

En cas de :

- Arthrose, arthrite, inflammations, rhumatismes, suites de chirurgie (sur articulation/tendon)
- Douleurs aux bras, coudes, coccyx, côtes, genoux...
- Sport (préparation, récupération)

• Retrouvez-la dans nos conseils « Crampes » (p. 102), « Mal au bras, au coude » (p. 140), « Mal au genou » (p. 146).

Genévrier

Nom latin : *Juniperus communis var. communis*

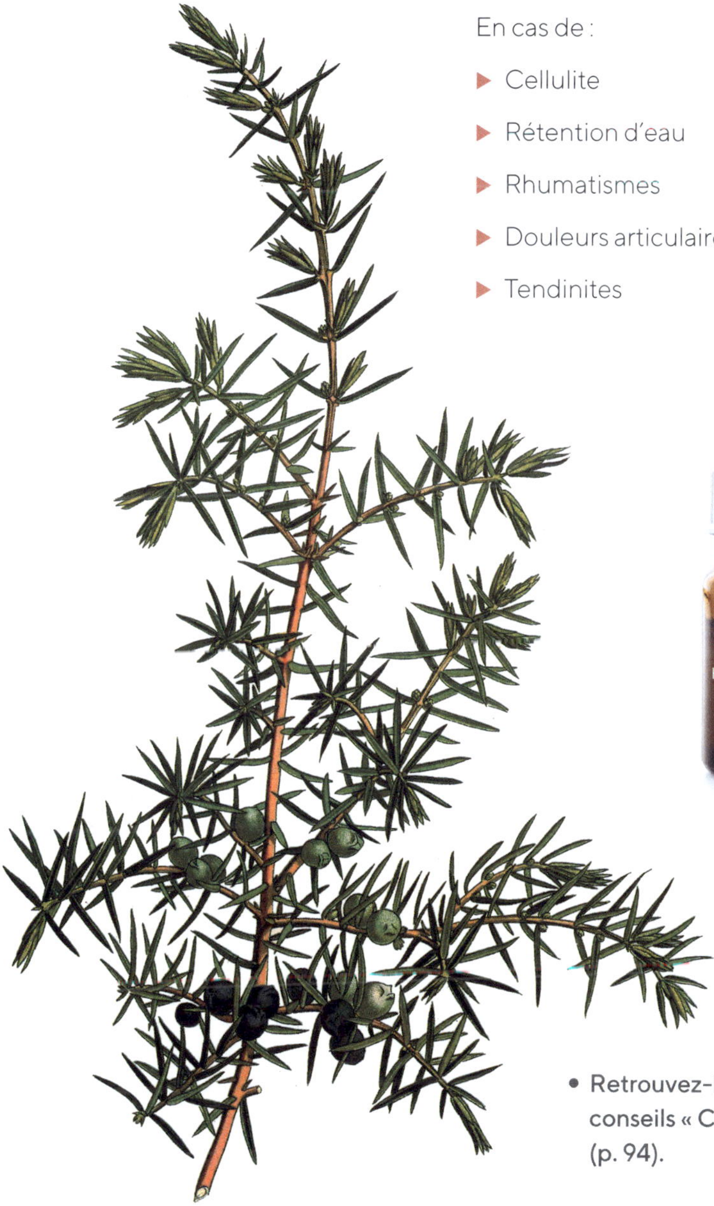

En réflexologie aroma

En cas de :

- Cellulite
- Rétention d'eau
- Rhumatismes
- Douleurs articulaires et musculaires
- Tendinites

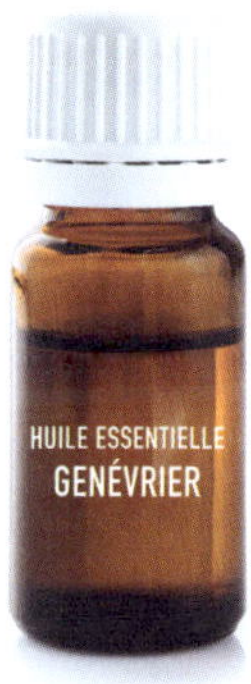

• Retrouvez-la dans nos conseils « Cellulite » (p. 94).

Géranium rosat Bourbon

Nom latin : *Pelargonium asperum var. Bourbon = Pelargonium graveolens var. Bourbon = Pelargonium roseum*

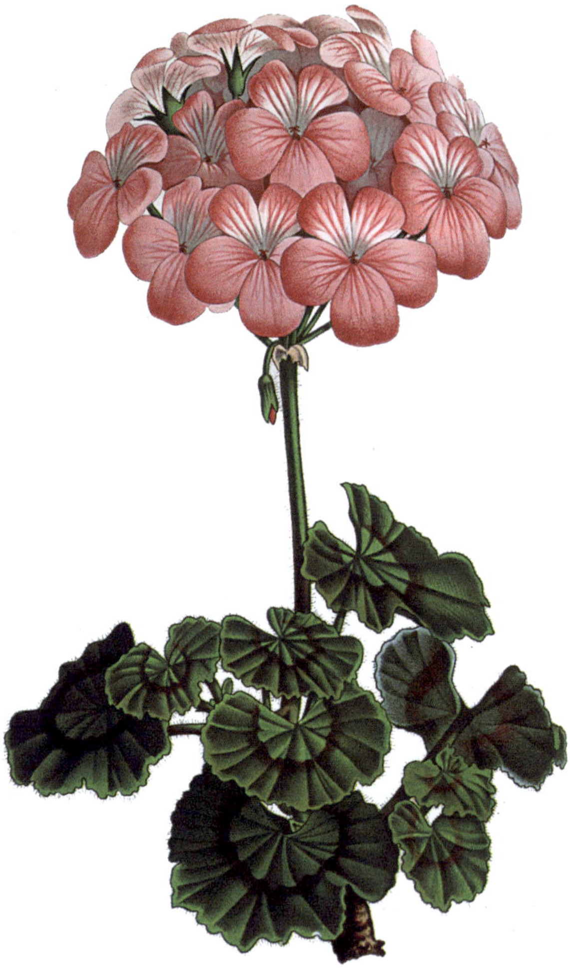

En réflexologie aroma

En cas de :

- Stress
- Problèmes de peau (rides, infection, mycose, relâchement...)
- Troubles de la circulation
- Tous types de spasmes

Et aussi

(en complément de votre traitement habituel)

- Diabète
- Hypoglycémie, hyperglycémie
- Pancréas (pancréatite...)

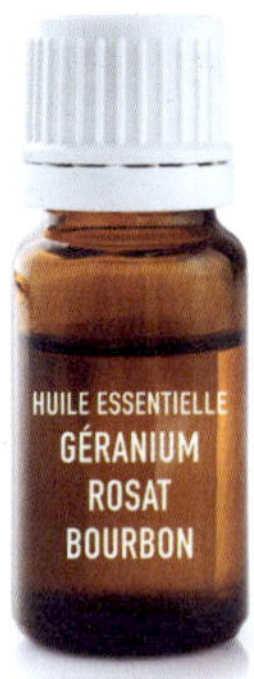

• Retrouvez-la dans nos conseils « Stress » (p. 160).

Gingembre

Nom latin : *Zingiber officinale*

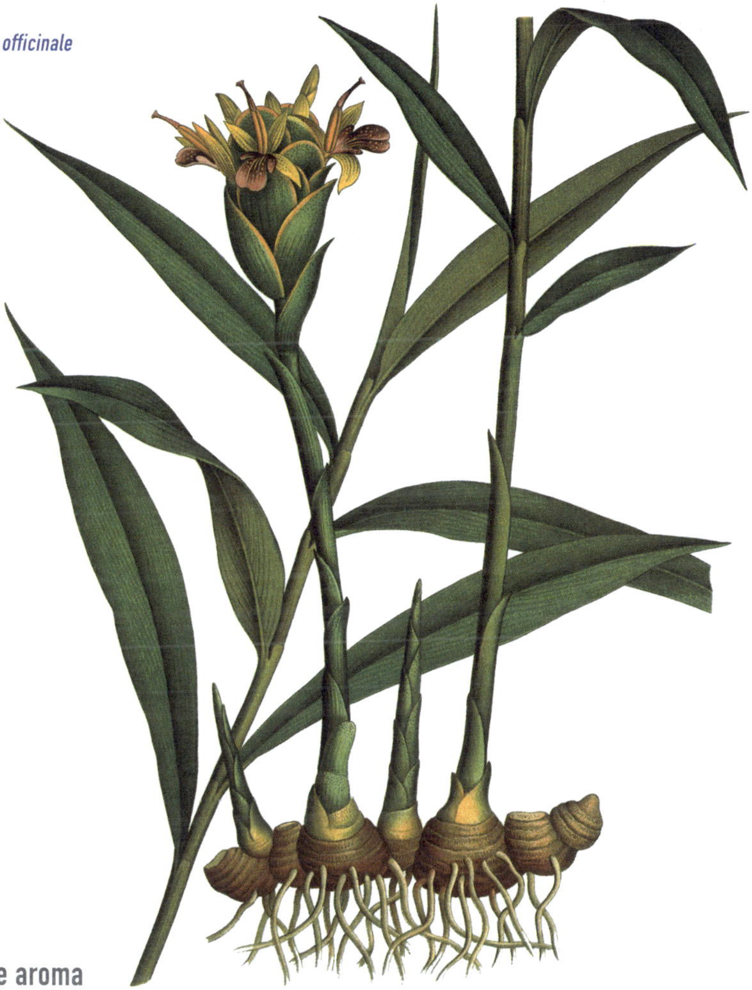

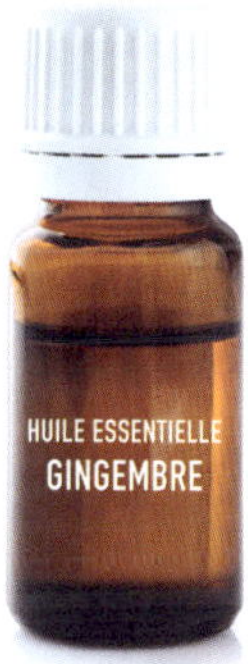

En réflexologie aroma

En cas de :

- Nausées, mal des transports
- Constipation
- Gastrite, gastro-entérite
- Frilosité, besoin de se réchauffer, corps et cœur/esprit, se « rallumer »

• Retrouvez-la dans nos conseils « Appétit » (p. 84), « Constipation » (p. 100).

Hélichryse italienne

Nom latin : ***Helichrysum italicum ssp serotinum***

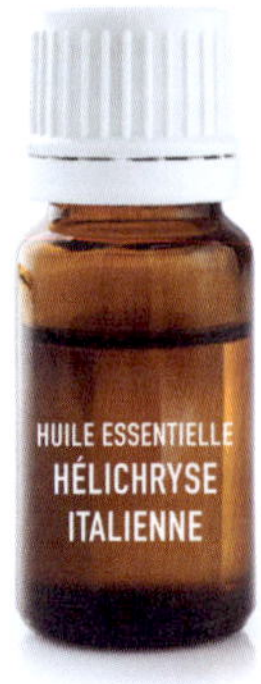

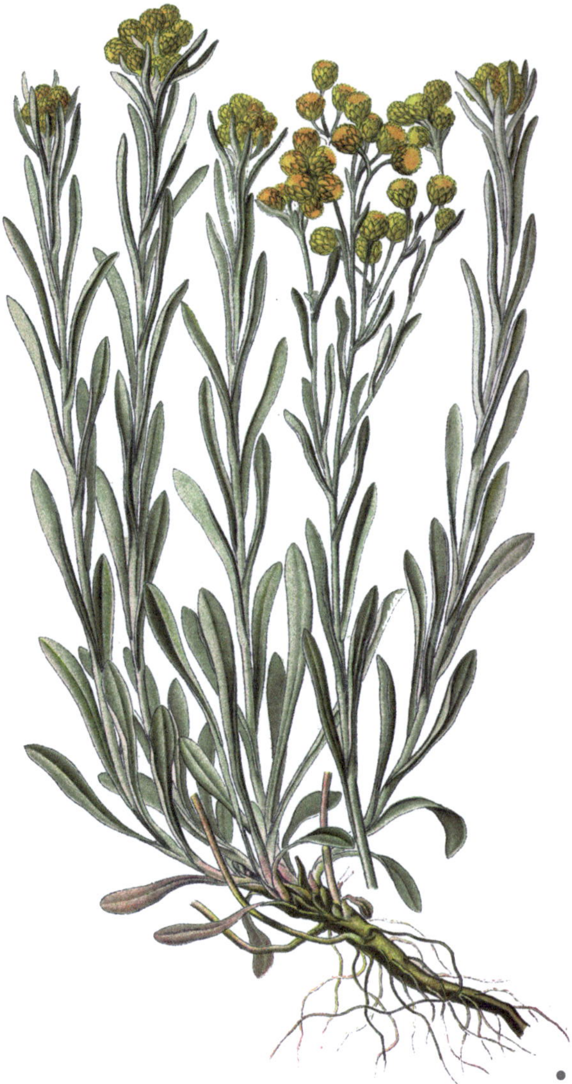

En réflexologie aroma

En cas de :

- Tous troubles circulatoires+++, bleu, œdème...
- Bourdonnements d'oreilles, acouphènes

- Retrouvez-la dans nos conseils « Bourdonnements d'oreilles, acouphènes, sons étranges perçus » (p. 90).

Laurier noble

Nom latin : *Laurus nobilis*

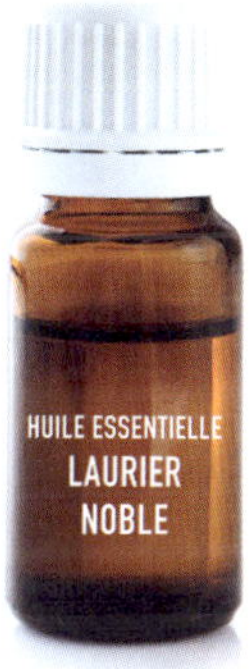

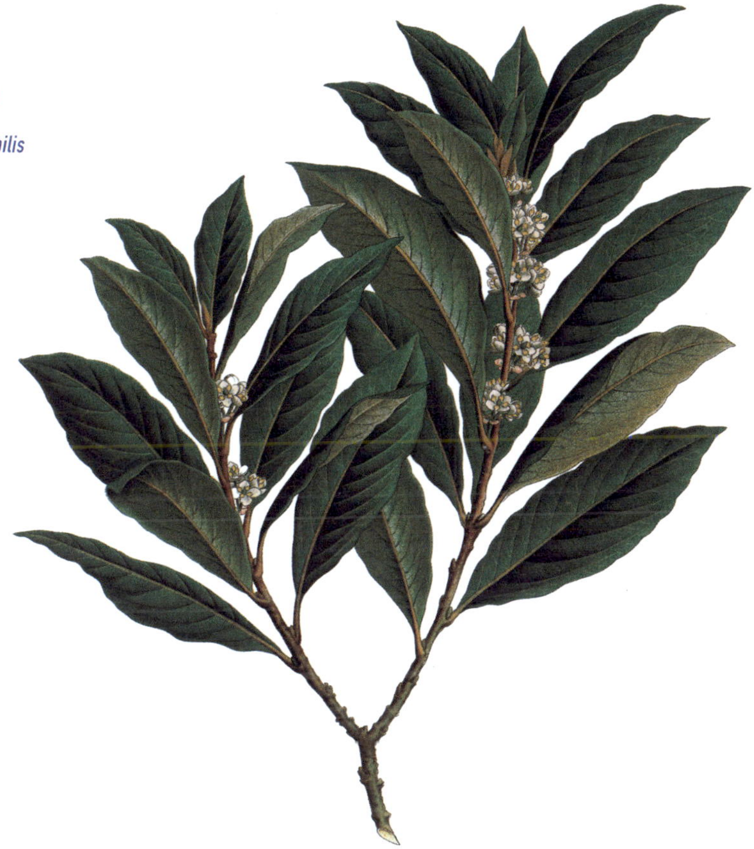

En réflexologie aroma

En cas de :

- Troubles ORL et respiratoires : nez qui coule/bouché, toux
- Infections
- Douleurs
- Dos (stress, fatigue, suites d'accident, arthrite des lombaires)
- Hanche, bassin (douleurs, raideurs, arthrite de la hanche)
- Sciatique
- Tabac (arrêter de fumer)

- Retrouvez-la dans nos conseils « Gingivite » (p. 120), « Langue douloureuse, bloquée, sans sensations » (p. 128), « Mal à l'épaule » (p. 136), « Mal au dos » (p. 142), « Mal à la hanche » (p. 148), « Peurs » (p. 154), « Torticolis, raideurs/douleurs du cou » (p. 166), « Troubles de la mâchoire, salivaires » (p. 174).

Lavande officinale (vraie)

Nom latin : ***Lavandula officinalis, Lavandula vera, Lavandula angustifolia ssp angustifolia var. fragrans***

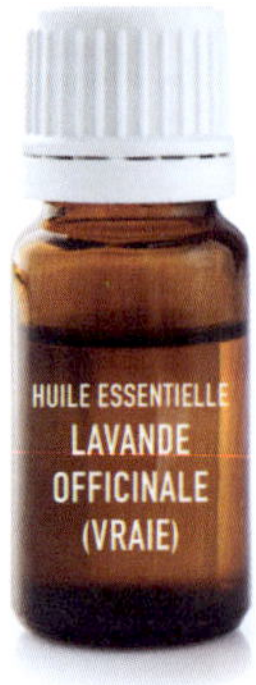

En réflexologie aroma

En cas de :

- Stress, anxiété
- Spasmes (tous types : digestifs, utérins...)
- Douleurs, inflammations
- Voies respiratoires encombrées (début d'infection ORL)
- Troubles circulatoires, notamment veineux
- Eczéma
- Appétit (trop ou trop peu, dû au stress)
- Hypertension, hypotension artérielle
- Insomnie

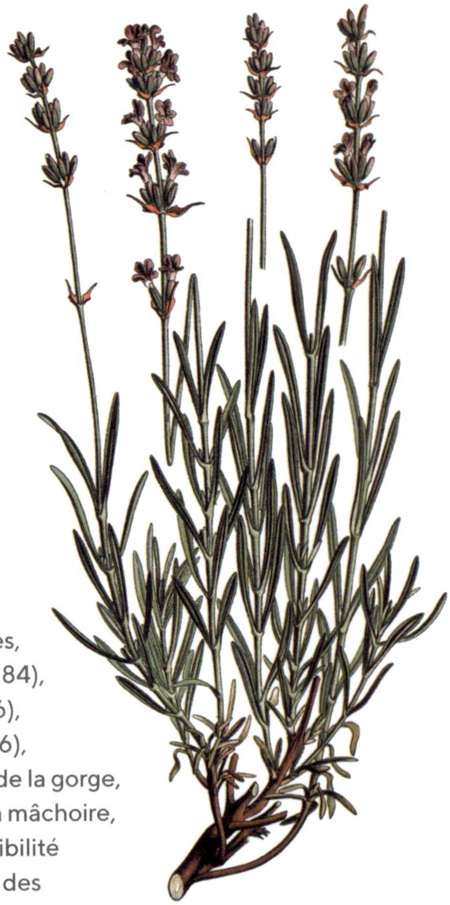

- Retrouvez-la dans nos conseils « Acouphènes, troubles de l'audition» (p. 78), « Appétit » (p. 84), « Insomnie » (p. 126), « Mal à l'épaule » (p. 136), « Torticolis, raideurs/douleurs du cou » (p. 166), « Troubles de la déglutition, de la sensibilité de la gorge, des cordes vocales » (p. 170), « Troubles de la mâchoire, salivaires » (p. 174), « Troubles de la vue, sensibilité des yeux, des paupières » (p. 178), « Troubles des sécrétions » (p. 182), « Troubles des sensations du chaud, du froid, du toucher » (p. 183), « Vertiges » (p. 184).

Menthe poivrée

Nom latin : ***Mentha piperita var. officinalis rubescens***

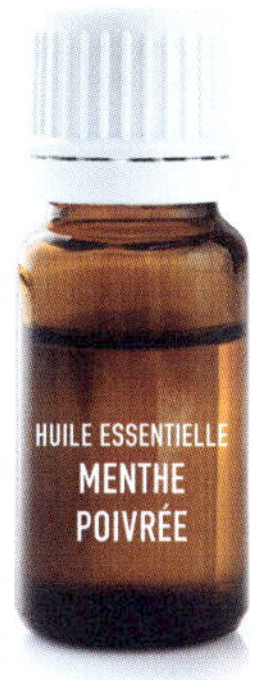

En réflexologie aroma

En cas de :

- Infections (la menthe tue bactéries, virus, parasites, champignons)
- Douleurs
- Troubles ORL/respiratoires (toux, nez bouché/qui coule…)
- Allaitement (arrêt)
- Digestion difficile
- Fatigue physique et mentale
- Lendemains de fête (nausée, gueule de bois)
- Mal de tête, migraine
- Vertiges
- Troubles circulatoires (tonifie les veines)

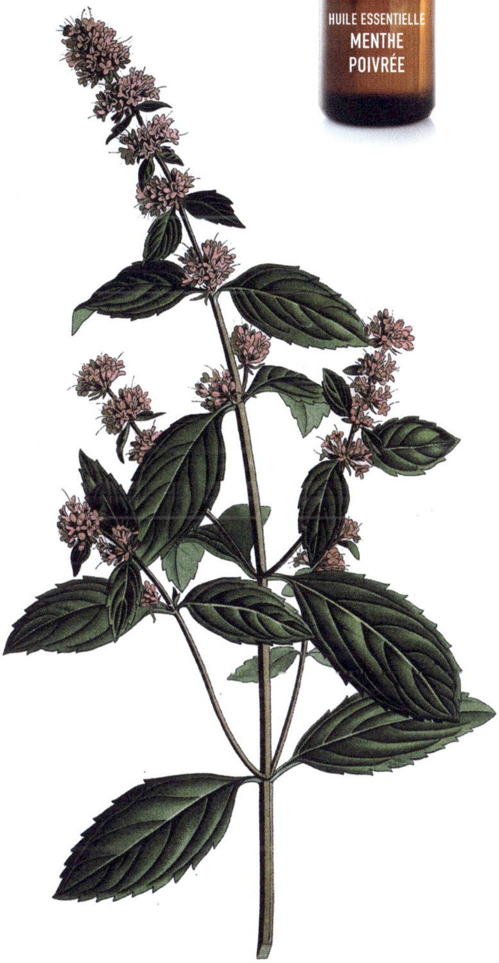

- Retrouvez-la dans nos conseils « Appétit » (p. 84), « Fatigue » (p. 118), « Insomnie » (p. 126), « Lendemains de fête » (p. 130), « Mal à l'épaule » (p. 136), « Mal de tête, migraine » (p. 150), « Perte de l'odorat et/ou du goût » (p. 152), « Torticolis, raideurs/douleurs du cou » (p. 166), « Troubles de la déglutition, de la sensibilité de la gorge, des cordes vocales » (p. 170), « Troubles de la mâchoire, salivaires » (p. 174).

Orange douce

Non latin : *Citrus sinensis*

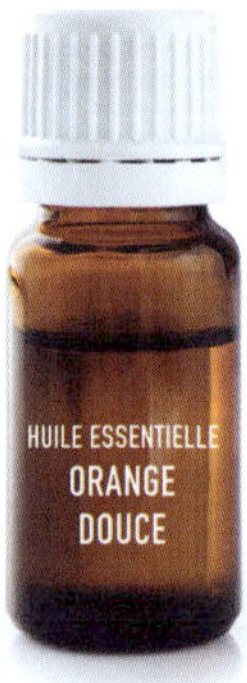

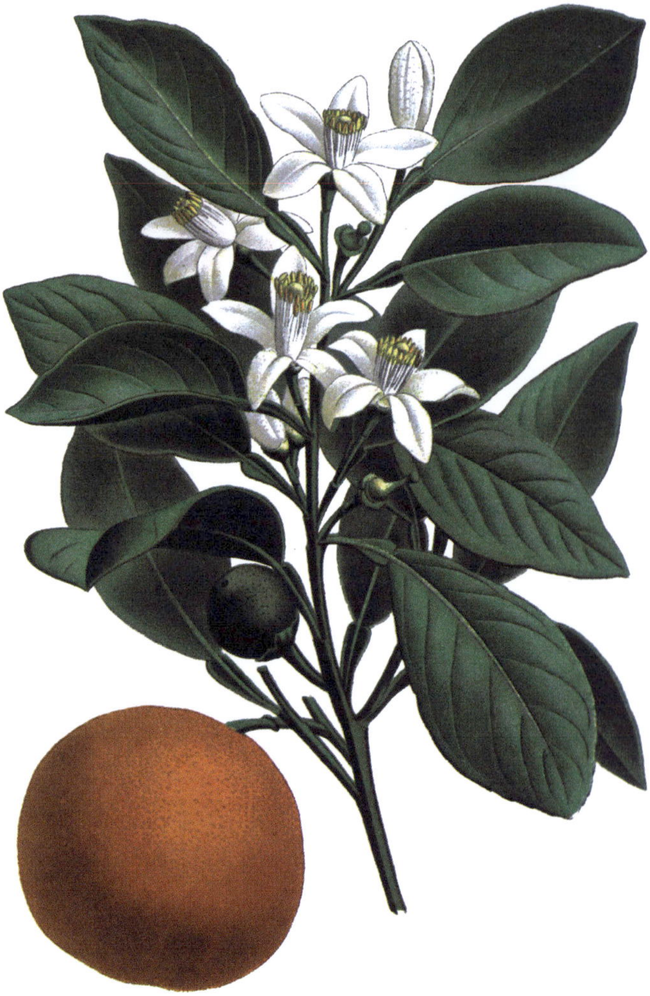

En réflexologie aroma

En cas de :

- Stress, nervosité, chagrin, peur
- Déprime
- Insomnie (notamment des enfants)
- Besoin d'insouciance, de retour en enfance

- Retrouvez-la dans nos conseils « Insomnie » (p. 126).

Pin sylvestre

Nom latin : *Pinus sylvestris*

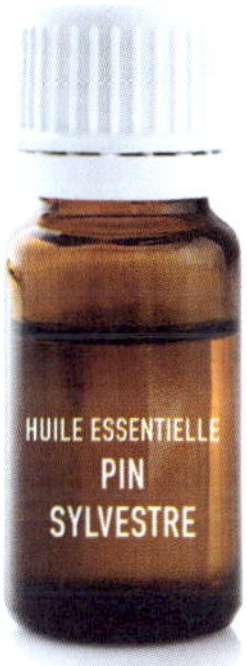

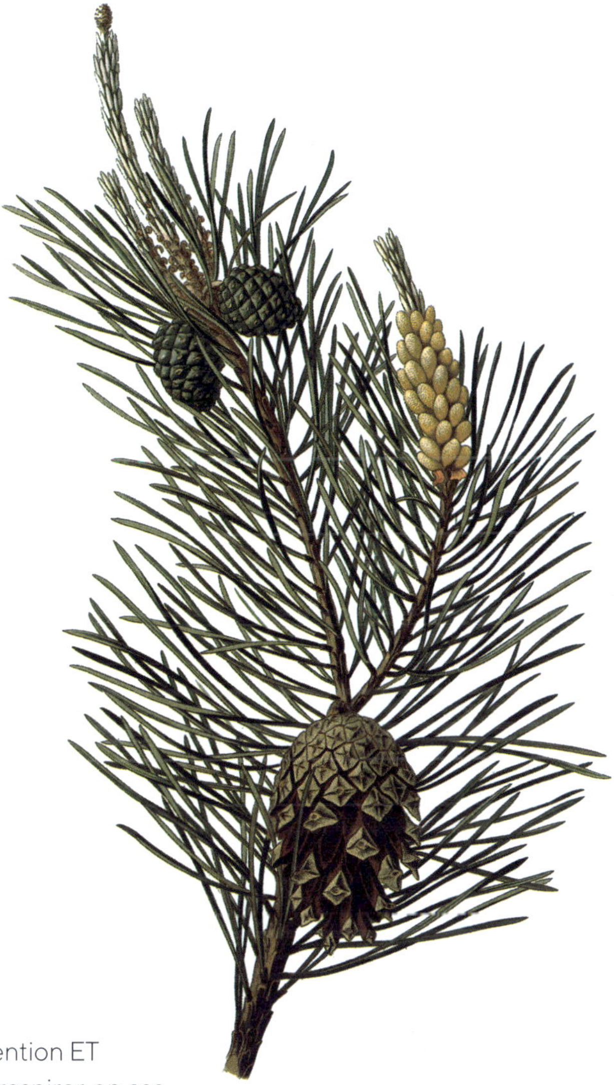

En réflexologie aroma

En cas de :

- Déprime, dépression
- Immunité fragile
- SOS anti-asthme, prévention ET traitement (c'est l'HE à respirer, en cas de crise car elle détend les bronches)
- Allergie : bloque tout processus allergique et inflammatoire (propriétés cortisone-like = « comme notre cortisone »)
- Libère les poumons, les bronches
- Stimulant sexuel

- **Retrouvez-la dans nos conseils « Allergie » (p. 80), « Arthrite, arthrose, polyarthrite rhumatoïde… » (p. 86), « Asthme » (p. 88), « Déprime » (p. 108), « Immunité fragile » (p. 124).**

Ravintsara

Nom latin : *Cinnamomum camphora cineoliferum*

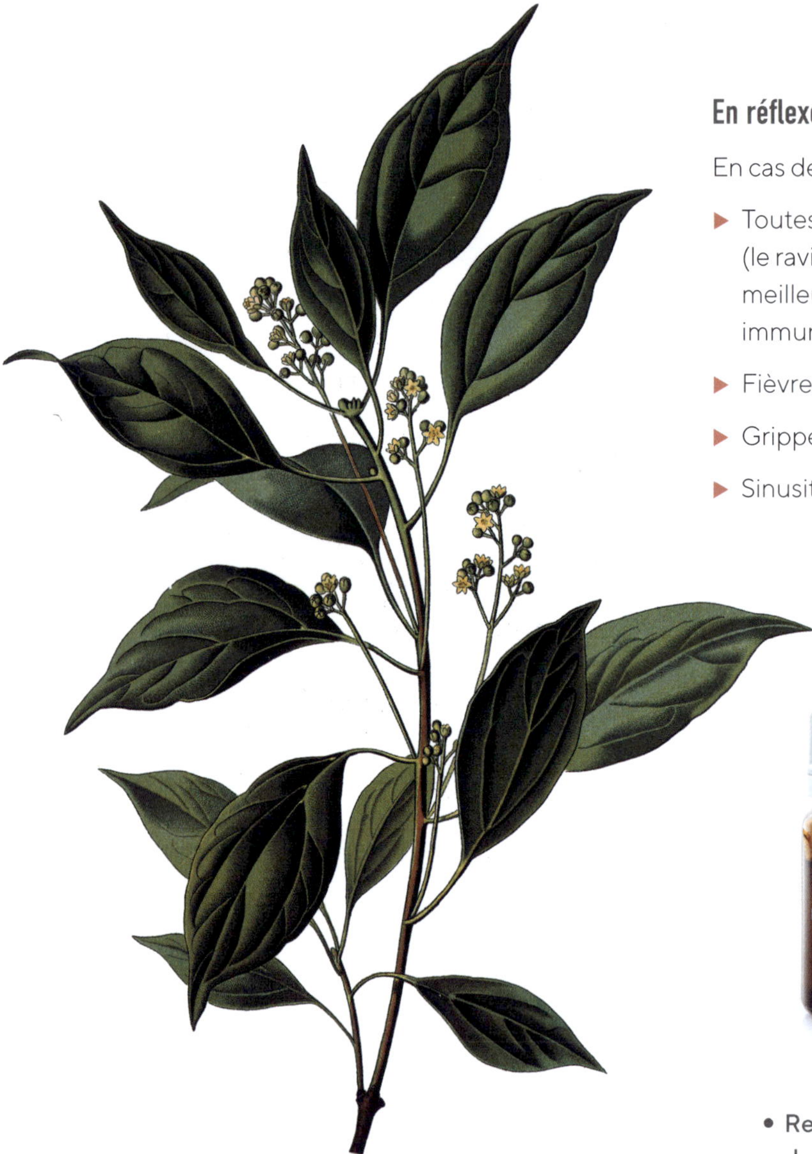

En réflexologie aroma

En cas de :

- Toutes infections virales (le ravintsara est la meilleure HE antivirale et immunostimulante)
- Fièvre
- Grippe
- Sinusite aiguë, chronique

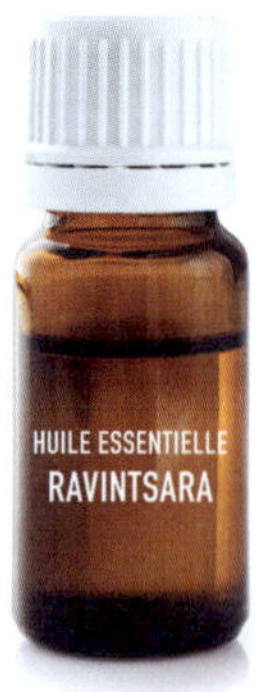

- Retrouvez-la dans nos conseils « Grippe » (p. 122).

Rose de Damas

Nom latin : *Rosa damascena var. trigentipetala*

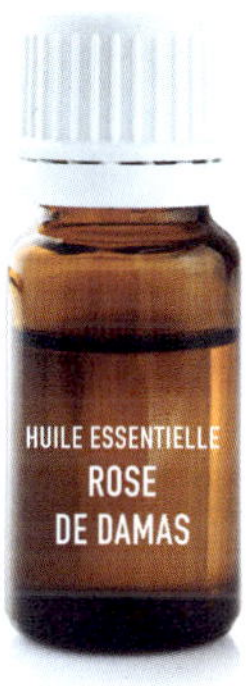

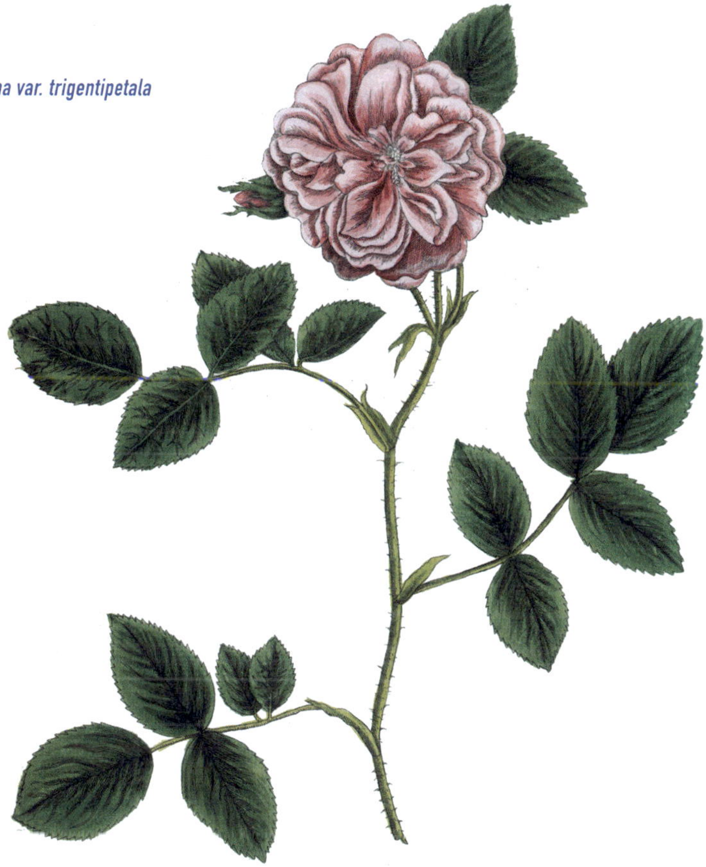

En réflexologie aroma

En cas de :

- Fertilité (troubles, Bébé ne vient pas)
- Libido faible (femme)
- Visage (routine beauté)
- Maux de tête d'origine nerveuse
- Besoin de lâcher prise
- Déprime, dépression, disharmonie (déséquilibre nerveux)

• Retrouvez-la dans nos conseils « Colère, jalousie, passions entravées, frustrations » (p. 96), « Libido » (p. 132).

Tea tree

Nom latin : *Melaleuca alternifolia*

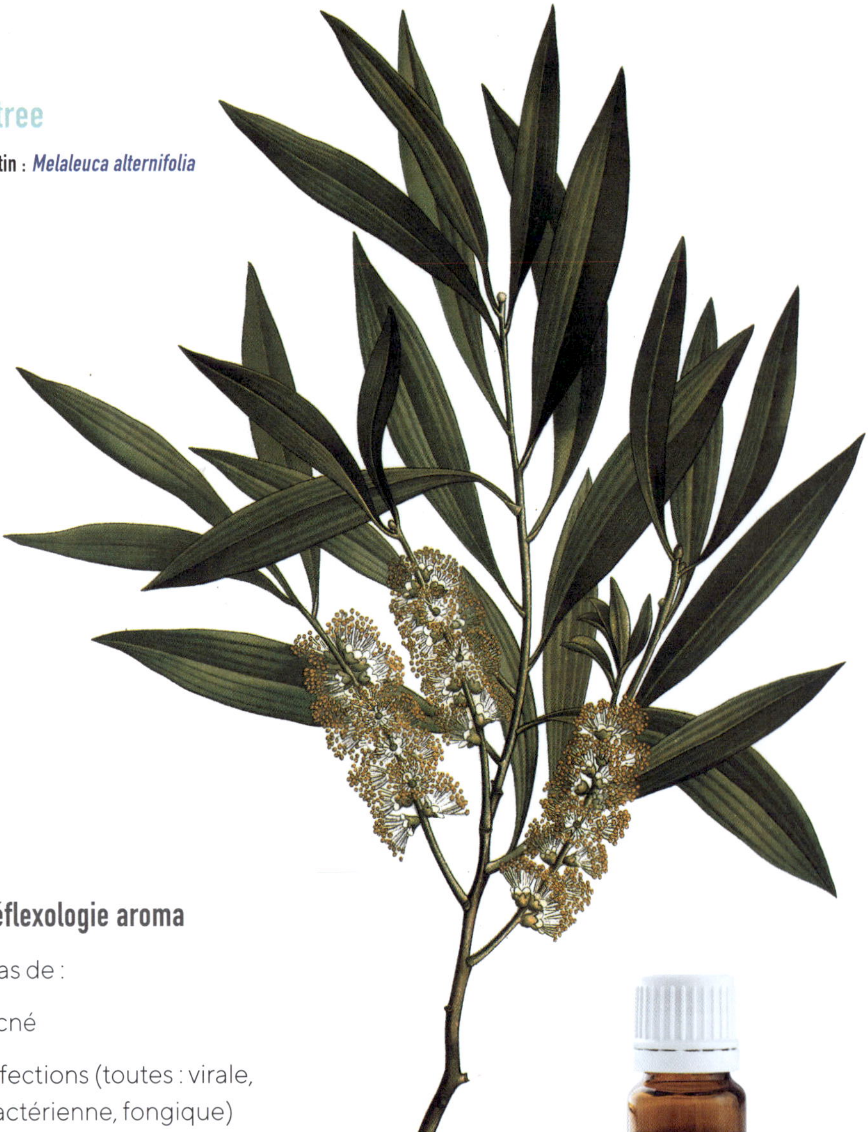

En réflexologie aroma

En cas de :

- Acné
- Infections (toutes : virale, bactérienne, fongique)
- Stimulation immunitaire
- Aphtes
- Déséquilibre flore intestinale/ microbiote (dysbiose, Sibo...)
- Gingivite

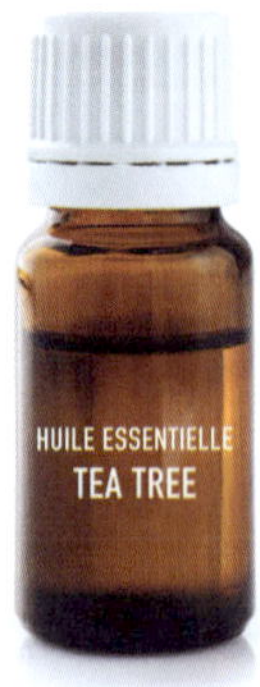

- Retrouvez-la dans nos conseils « Acné » (p. 76), « Troubles de la flore intestinale » (p. 172).

Ylang-ylang

Nom latin : *Cananga odorata genuina, Unona odorantissimum*

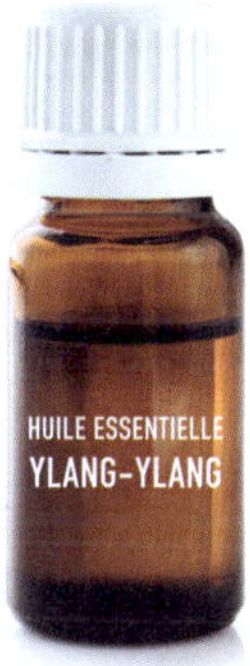

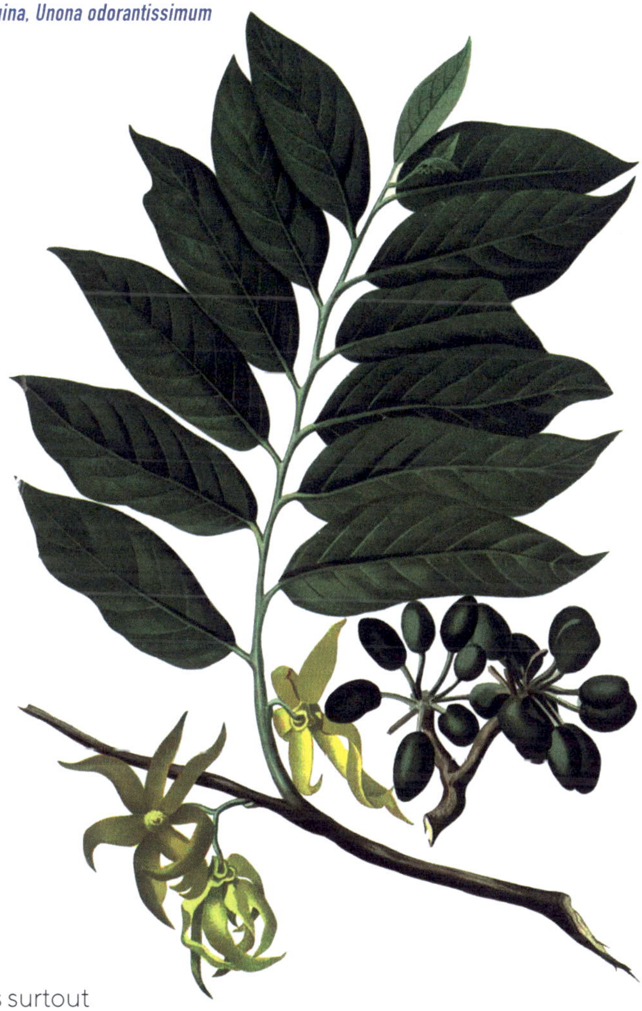

En réflexologie aroma

En cas de :

- Anxiété, déprime, dépression
- Spasmes (tous types surtout nerveux, digestifs, utérins...)
- Hypertension artérielle
- Cœur fragile (suite accident cardiaque, AVC...)
- Libido faible (homme)
- Visage (routine beauté)

• Retrouvez-la dans nos conseils « Libido » (p. 132).

3

62 SÉANCES DE RÉFLEXOLOGIE AROMA POUR SE SOIGNER AU QUOTIDIEN

Nos conseils réflexo aroma s'entendent systématiquement « en attendant le rendez-vous chez le médecin » pour des douleurs et sensations étranges, nouvelles pour vous. Un mal de tête lié à une mauvaise nuit, pas de problème. En revanche, des troubles auditifs, une glossodynie (langue douloureuse), une impossibilité nouvelle à déglutir (avaler aliments et liquides) qui ne cessent pas très vite doivent absolument vous inciter à consulter. Ce n'est jamais normal, et peut avoir comme origine un coup de fatigue, certes, mais aussi une infection, un trouble immunitaire, voire une maladie très embêtante. On ne plaisante pas avec des symptômes inexpliqués.

ACIDITÉ GASTRIQUE, MAL À L'ESTOMAC

Si l'acidité gastrique confinée à l'estomac est normale et souhaitable, l'excès d'acidité dans des endroits pas du tout conçus pour, c'est un calvaire ! Ça brûle (estomac, œsophage), c'est l'enfer digestif, et ça recommence après chaque repas ou presque... Ne restez pas comme ça !

Pour stimuler la zone « œsophage », partez du gros orteil pour descendre sur le côté jusqu'au quart du pied environ. Les zones estomac sont situées à peu près au même endroit sous les pieds gauche et droit, mais à gauche elle est plus grande.

Les points à stimuler

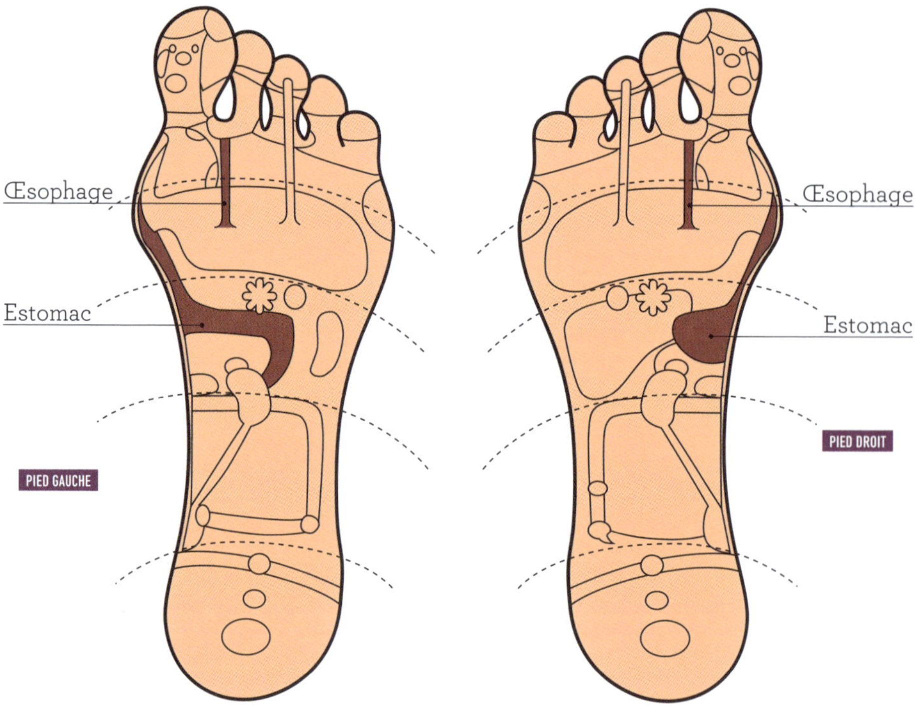

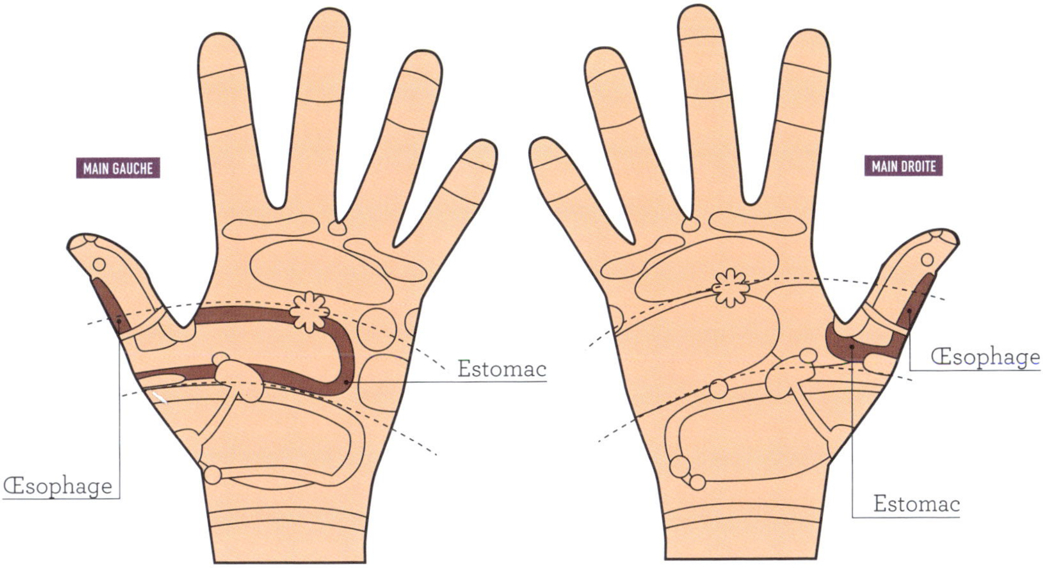

L'HE correspondante

- Le citron

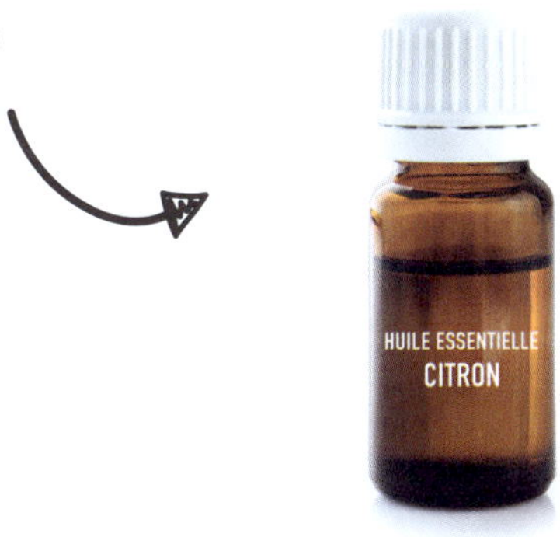

ACNÉ

Quel que soit votre problème de peau, travaillez les zones réflexes « détox » car souvenez-vous que ce qui se voit à l'extérieur reflète l'intérieur. D'autre part, les poussées d'acné, souvent sur fond de poussées hormonales sexuelles chez les ados, surviennent toujours au pire moment, c'est bien connu : un gros stress, une forte pression, une trahison, une séparation et voilà que les boutons se font plus présents, parfois même envahissants. L'aspect émotionnel compte donc aussi. Le cerveau et la peau sont constitués des mêmes « strates cellulaires », à l'origine de notre vie. Pas étonnant donc qu'émotions et aspect cutané soient liés pour le meilleur et pour le pire, d'où la stimulation du plexus solaire.

Les points à stimuler

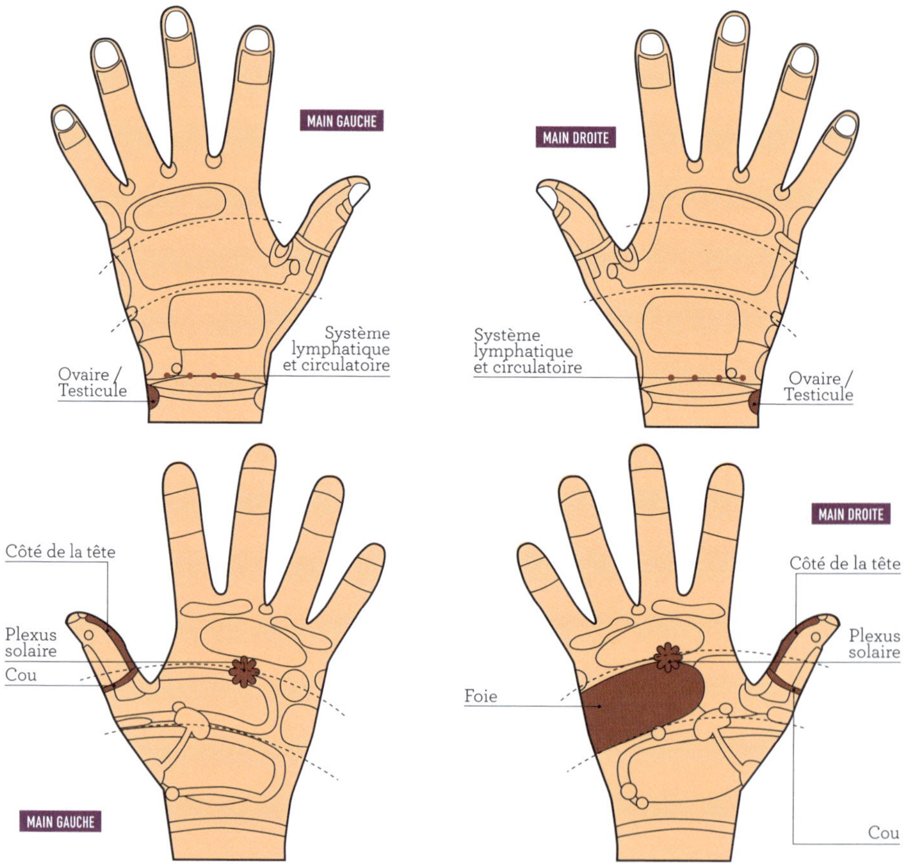

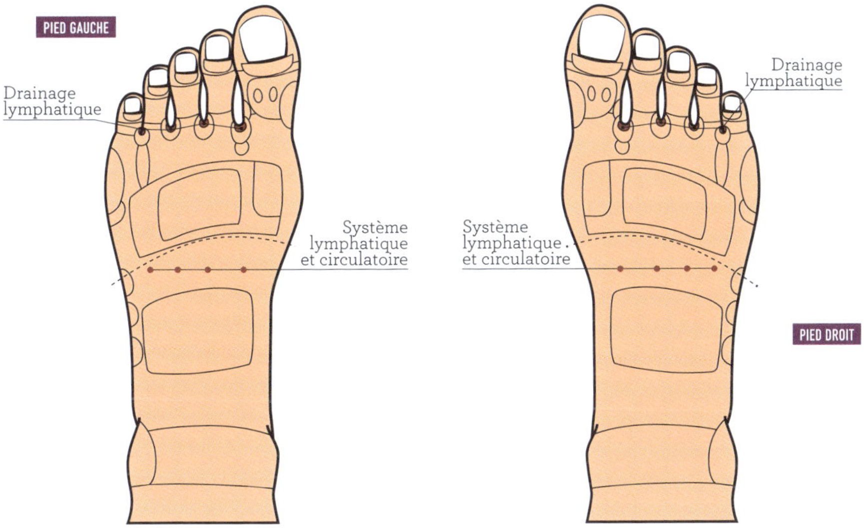

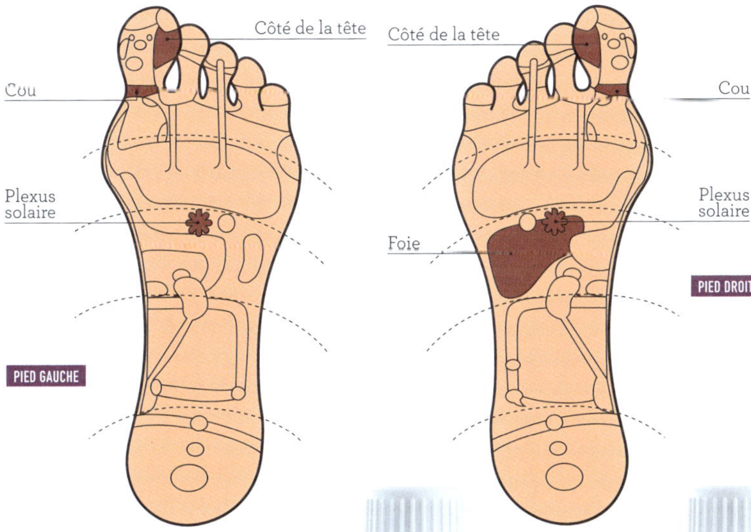

Les HE correspondantes

- Le tea tree = antimicrobes
- La livèche = détox

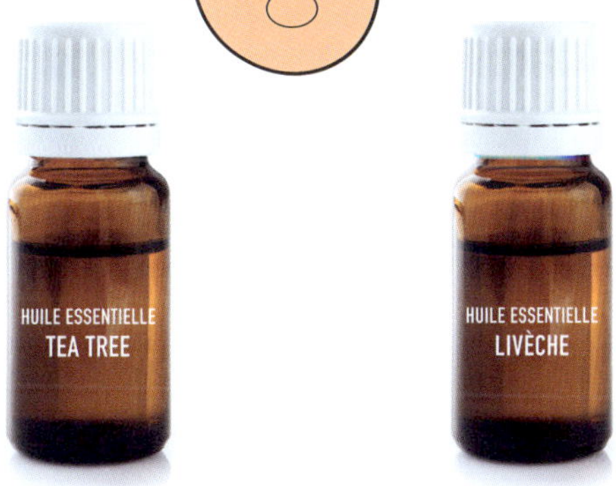

ACOUPHÈNES, TROUBLES DE L'AUDITION

Bourdonnements d'oreilles et autres sensations auditives étranges : il est parfois difficile voire impossible de s'en débarrasser. Mais essayez cette double stimulation réflexo et olfactive.

Le point à stimuler

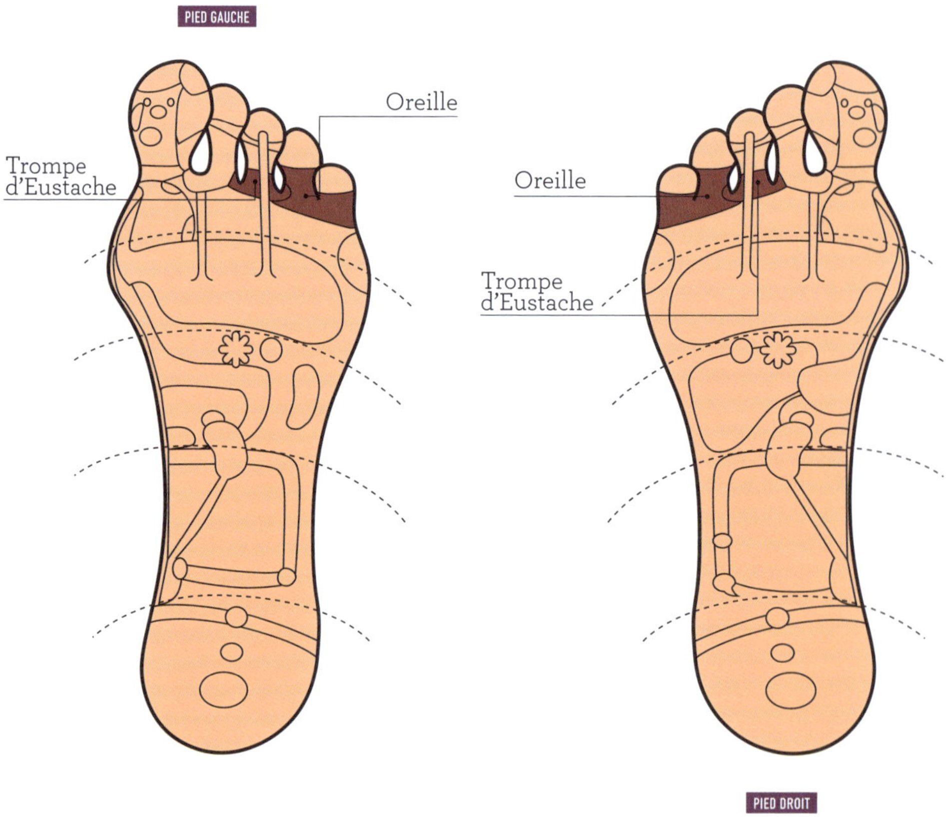

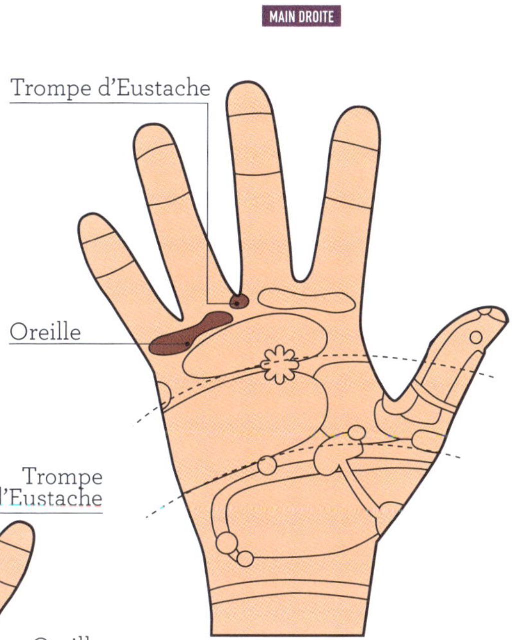

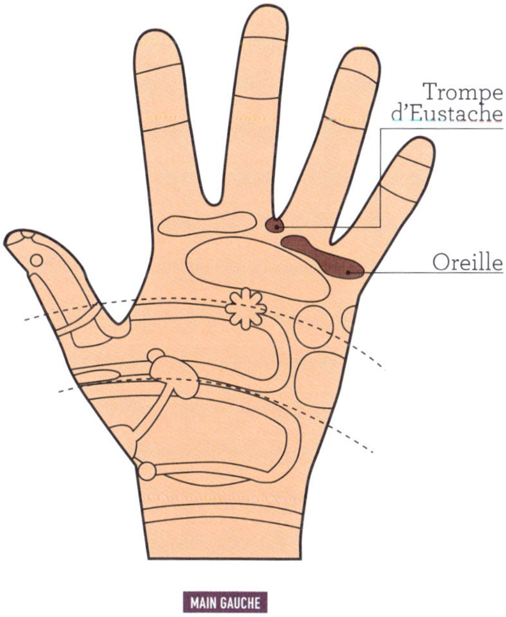

L'HE correspondante

- La lavande officinale

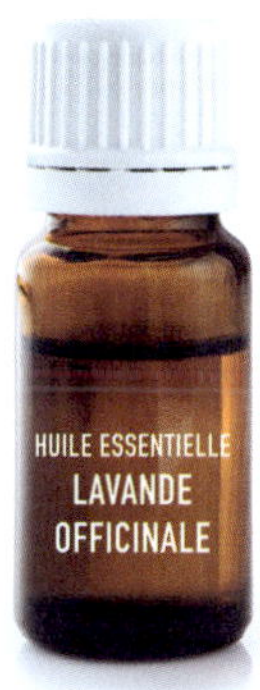

ALLERGIE

Respiratoire, digestive ou cutanée, ce sont toujours les mêmes mécanismes à l'œuvre : une réaction inappropriée du système immunitaire face à des menaces inexistantes. En dehors des points dédiés au mécanisme allergique, le point « Plexus solaire » aide à retrouver le calme.

Les points à stimuler

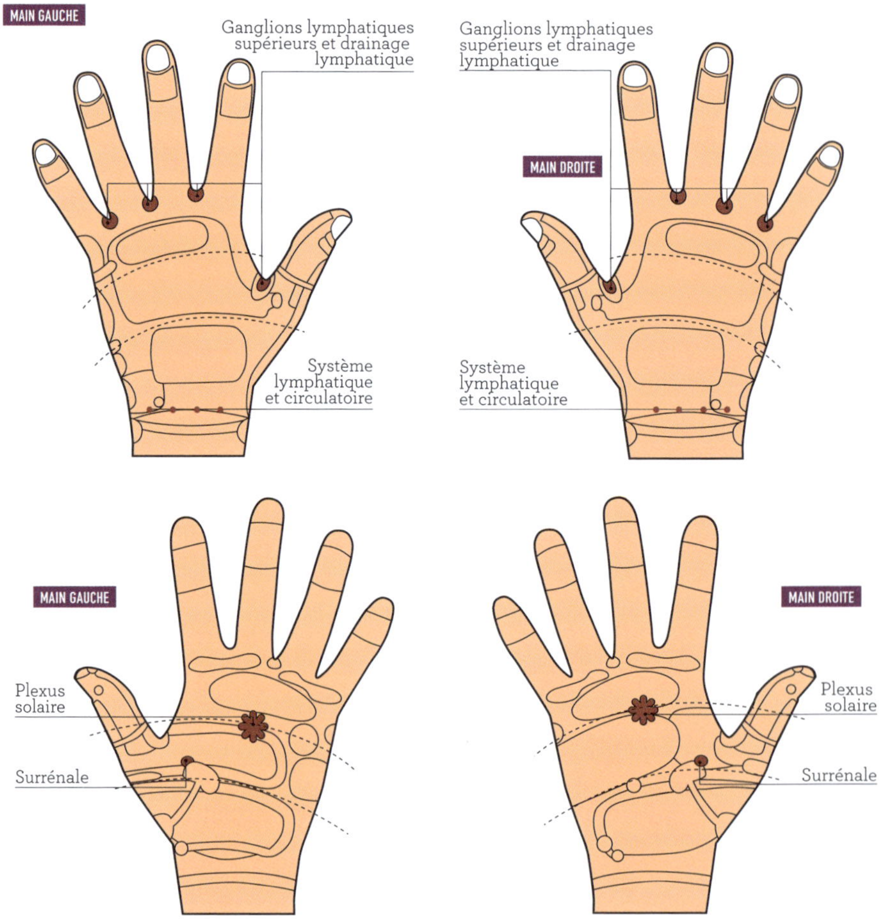

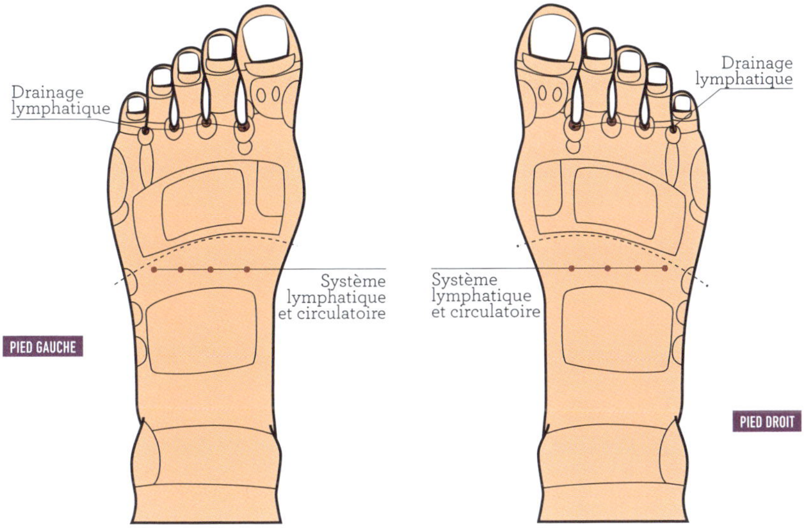

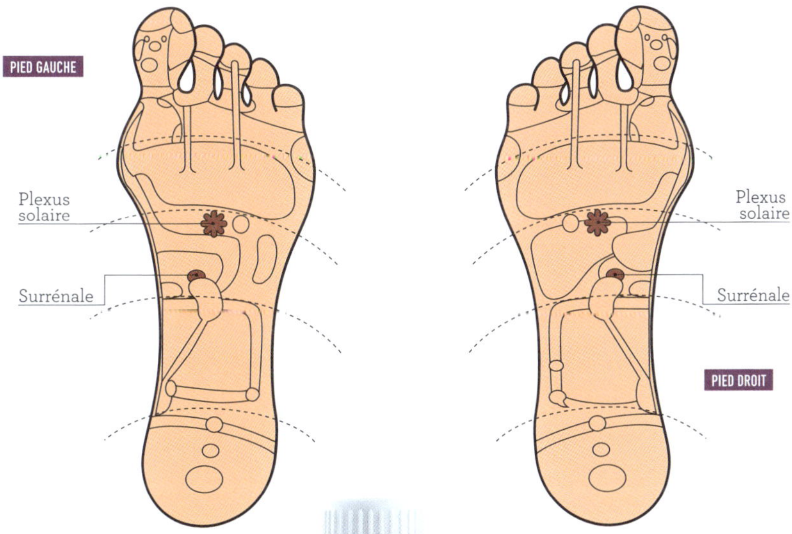

L'HE correspondante

- Le pin sylvestre

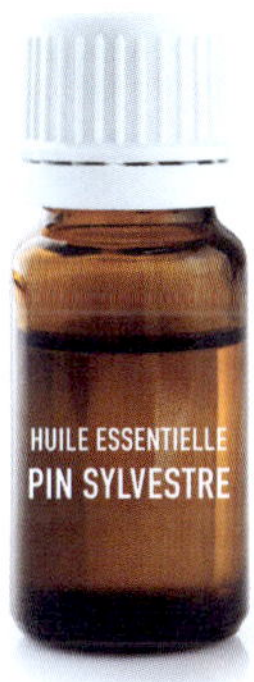

ANXIÉTÉ

Inquiétude sourde, plus ou moins permanente, sur fond de peur, de « je me fais du souci » pour tout et n'importe quoi. Du coup vous êtes peut-être déprimé, insomniaque, légèrement paranoïaque, une humeur en dents de scie, toujours prêt à « monter dans les tours ». L'anxiété peut aussi se manifester par des symptômes très physiques comme des migraines, des douleurs digestives, des troubles du rythme cardiaque (tachycardie...). On se détend : le pire n'est jamais certain. Profitez de votre massage réflexo aroma pour respirer profondément, tranquillement. Le but est de retrouver un rythme cardiaque calme, ce qui suffit déjà à se sentir mieux.

Et puis il y a chez l'enfant et l'ado, aussi, toutes les formes d'anxiété possibles : trouble anxieux généralisé (hyperanxiété), phobie spécifique (araignée, sang...), phobie sociale (regard des autres), attaque de panique, TOC, anxiété de séparation, phobie scolaire...

L'anxiété peut aussi se manifester par des symptômes très physiques – insomnie, fatigue intense, maux de tête ou digestifs, crises d'angoisse, tensions musculaires, problèmes de poids, palpitations et respiration accélérée.

Les points à stimuler

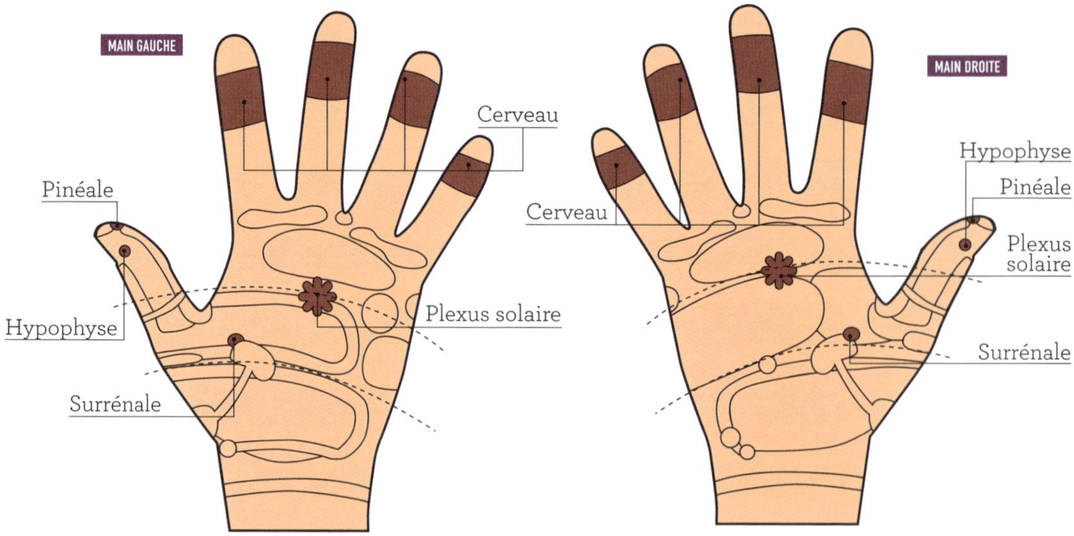

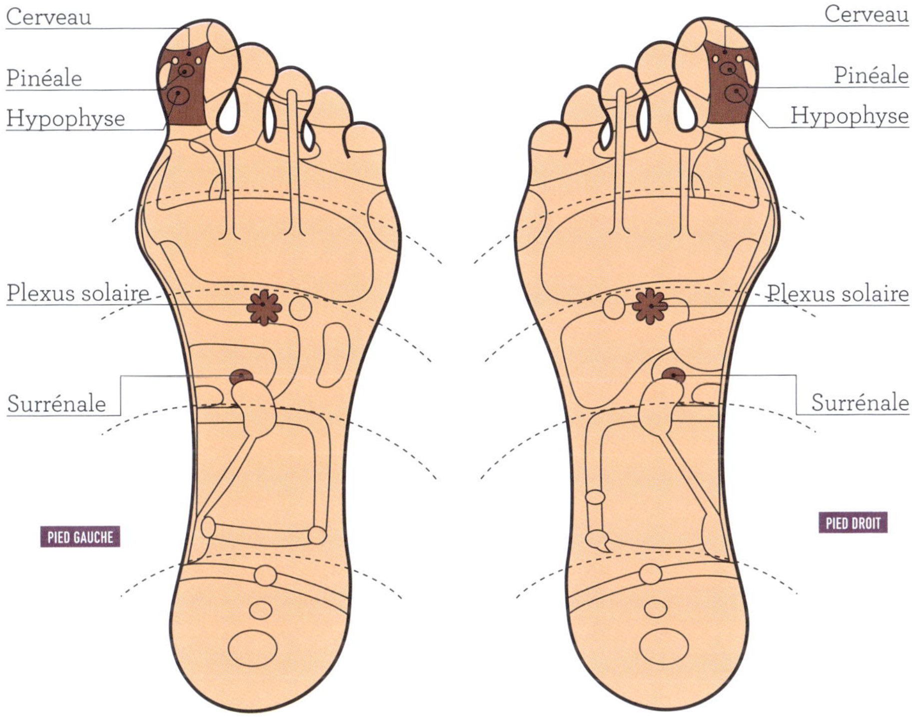

Voir aussi « Peurs » (p. 154).

L'HE correspondante

- La marjolaine des jardins

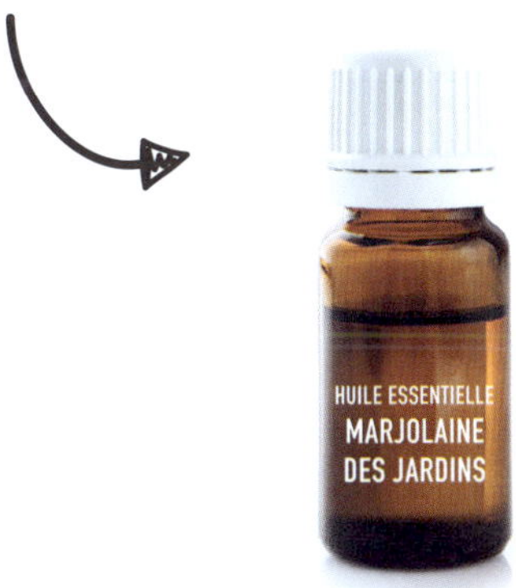

APPÉTIT (TROP/TROP PEU)

Les dérèglements durables de l'appétit mènent souvent aux fringales, au surpoids, ou à l'inverse, à une sous-nutrition, souvent à une malnutrition. En tout cas, une fois installés, ils ne sont jamais anodins. La réflexo aroma est une chose, les bons réflexes alimentaires en sont une autre ; un suivi psychologique est souvent nécessaire.

Les points à stimuler

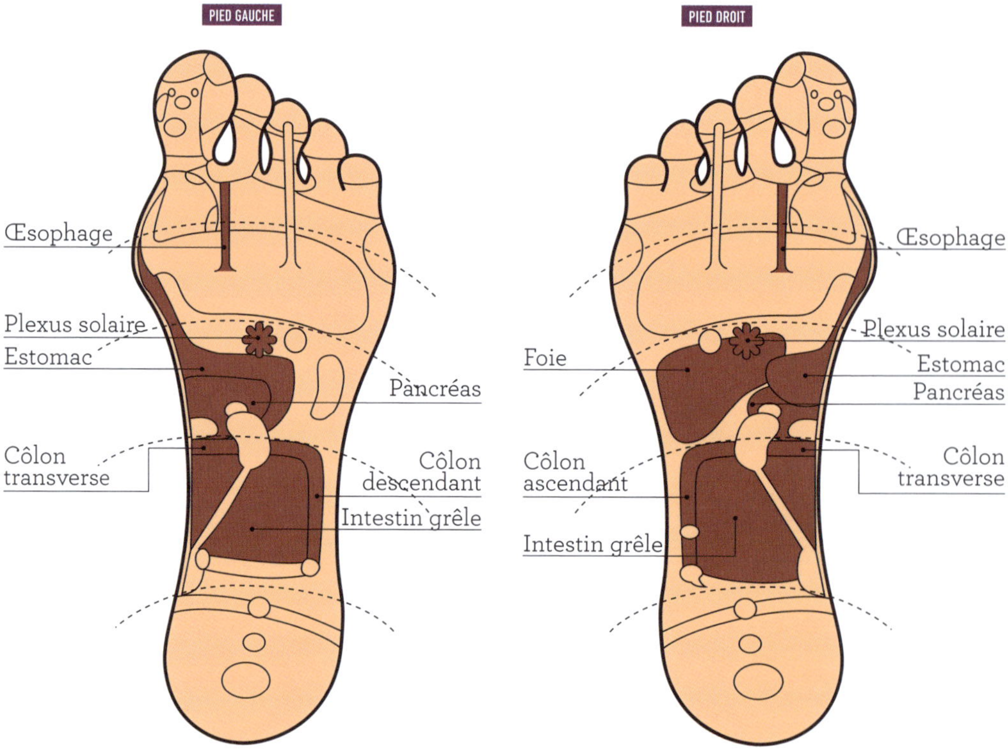

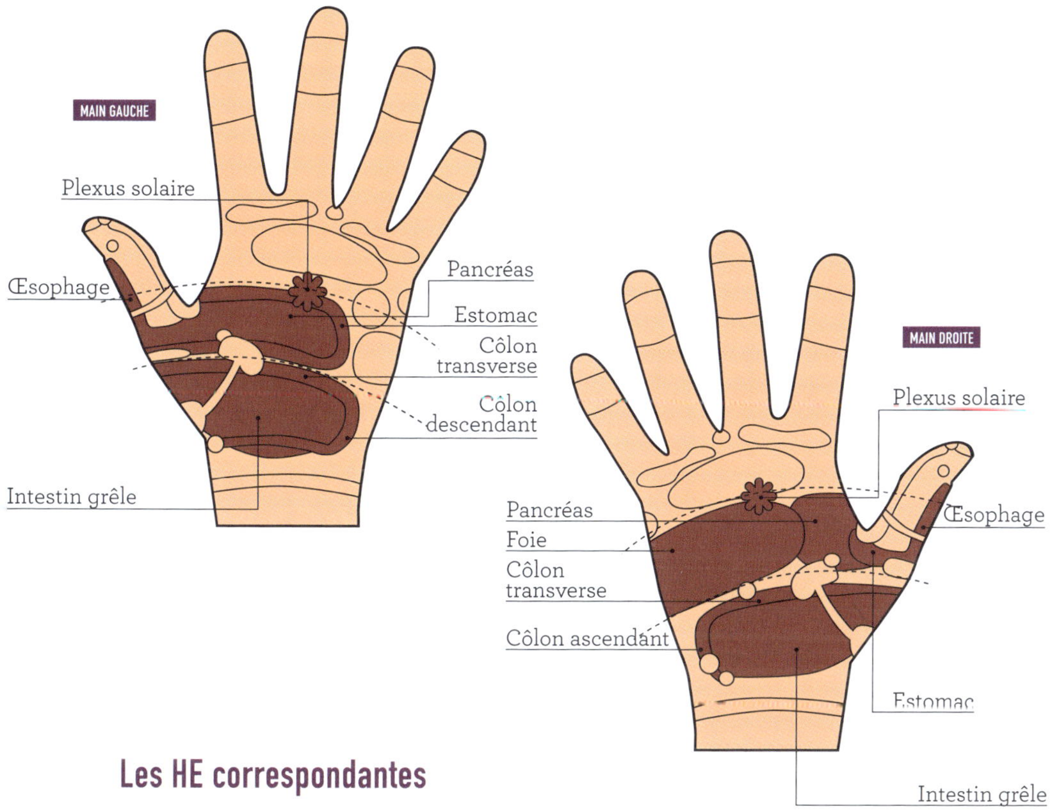

Les HE correspondantes

- La lavande officinale
- La menthe poivrée (attention ! pas chez les enfants de - de 6 ans ni les femmes enceintes)
- Le gingembre (si nausées)

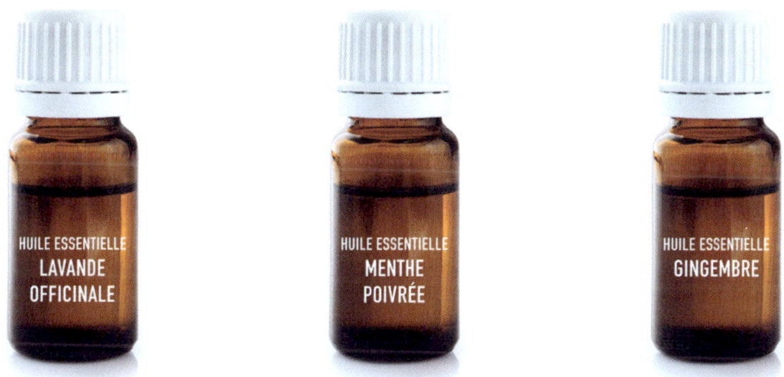

ARTHRITE, ARTHROSE, POLYARTHRITE RHUMATOÏDE…

L'arthrite est une inflammation articulaire : douleur, gonflement, raideur… On parle de polyarthrite lorsque plusieurs articulations sont touchées. Couramment, il peut s'agir de symptômes dus à une maladie génétique, une maladie auto-immune, ou être déclenchés par des « polluants » encore mal connus. La réflexologie est utile dans ce genre de cas, où il est impossible de masser directement une articulation douloureuse alors que l'on peut la traiter à distance. Si l'articulation va mal, la zone réflexe sera également inconfortable : extrême douceur de rigueur.

Les points à stimuler

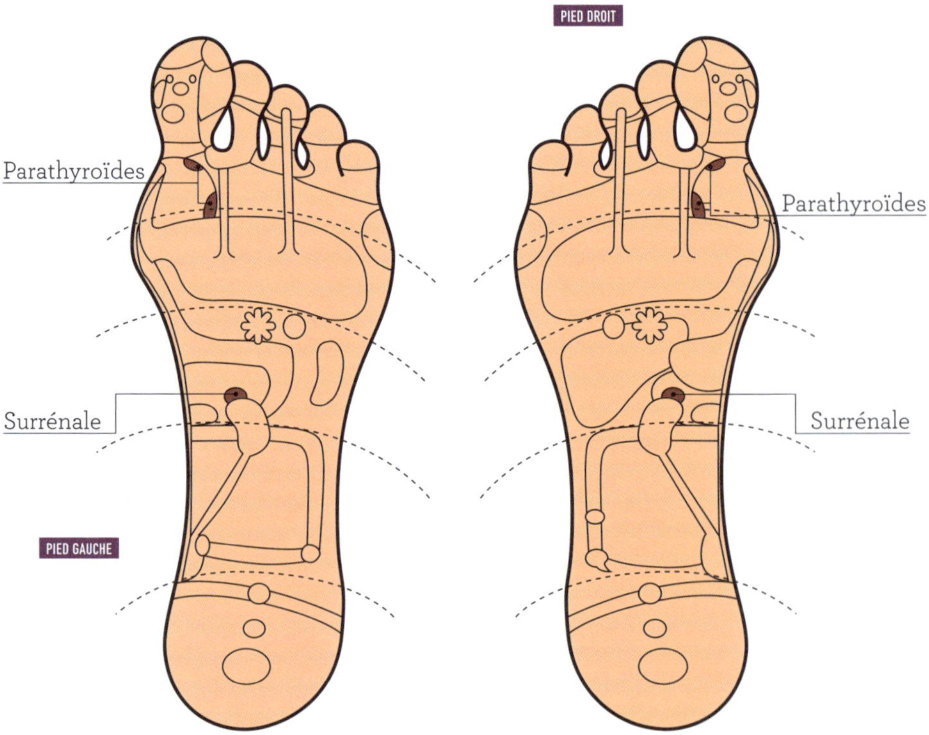

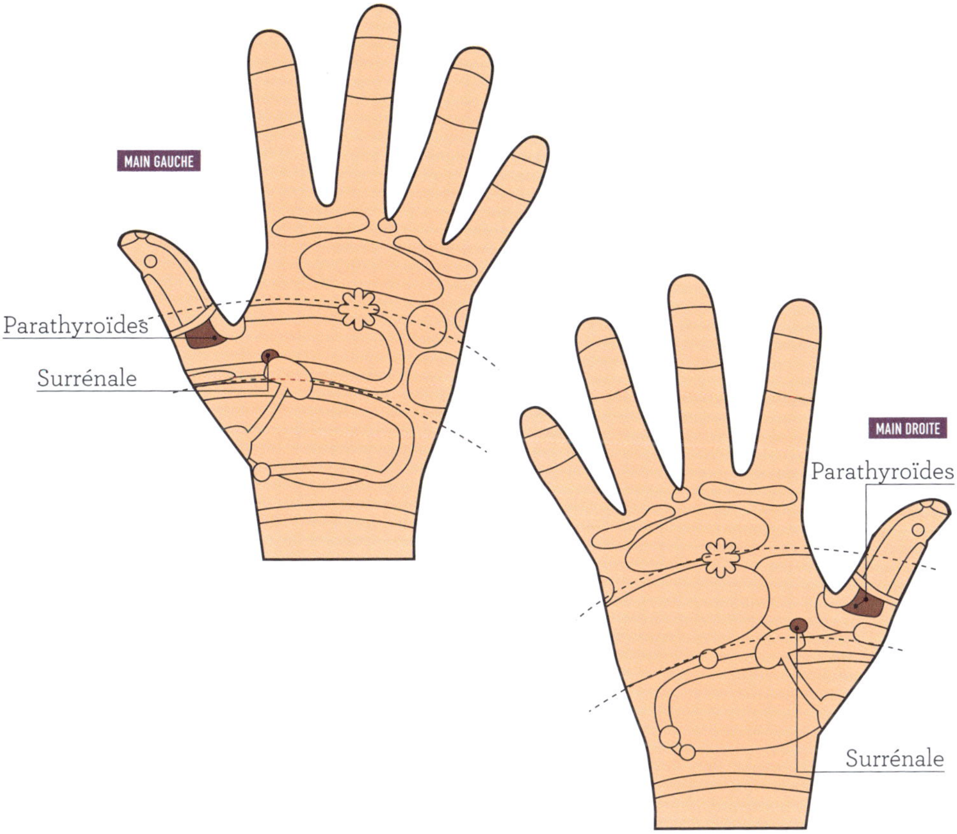

L'HE correspondante

- Le pin sylvestre

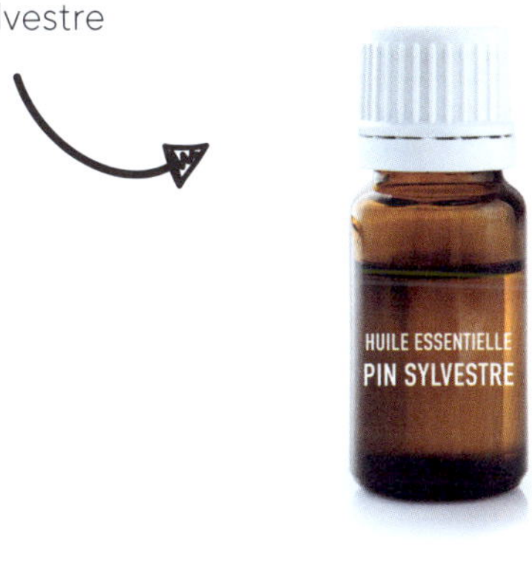

ASTHME

Dans les crises, il y a toujours une composante inflammatoire des bronches. Et, parfois, un déclenchement d'origine psychologique… en tout cas, forcément du stress et de l'angoisse quand on a du mal à respirer ! Stimuler régulièrement ces zones, en prévention, peut aider à espacer les crises d'asthme. Rappelez-vous qu'en cas de difficulté respiratoire, l'urgence est de respirer confortablement avant tout. L'usage de l'inhalateur est indispensable si vos premières manœuvres réflexo ne « donnent rien ».

Les points à stimuler

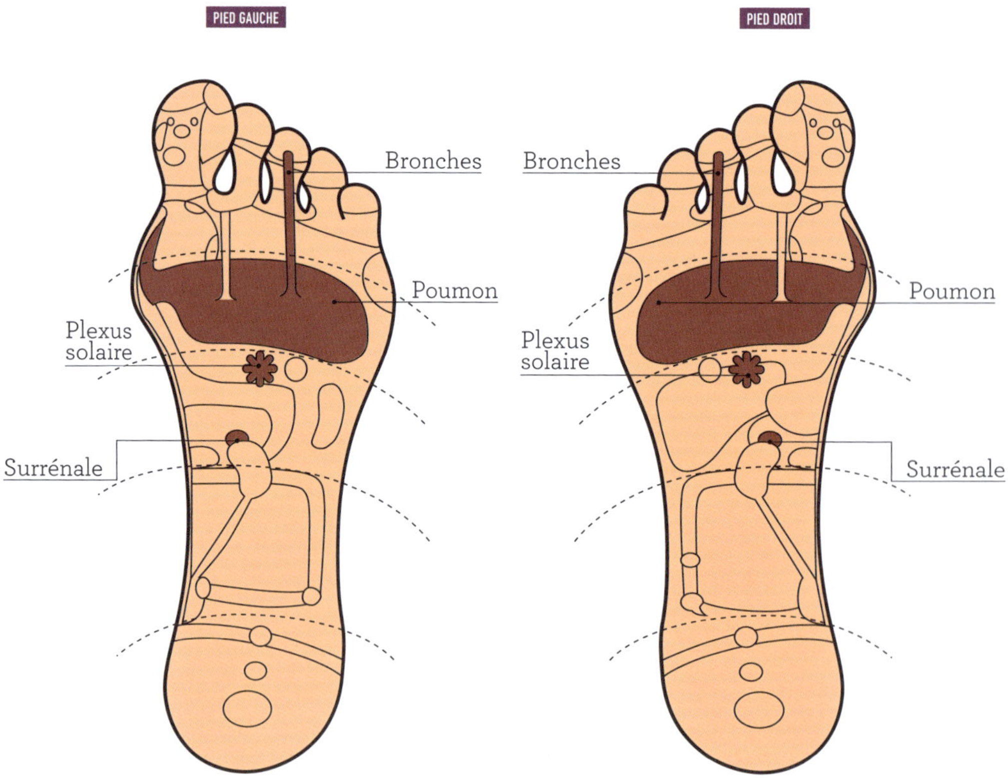

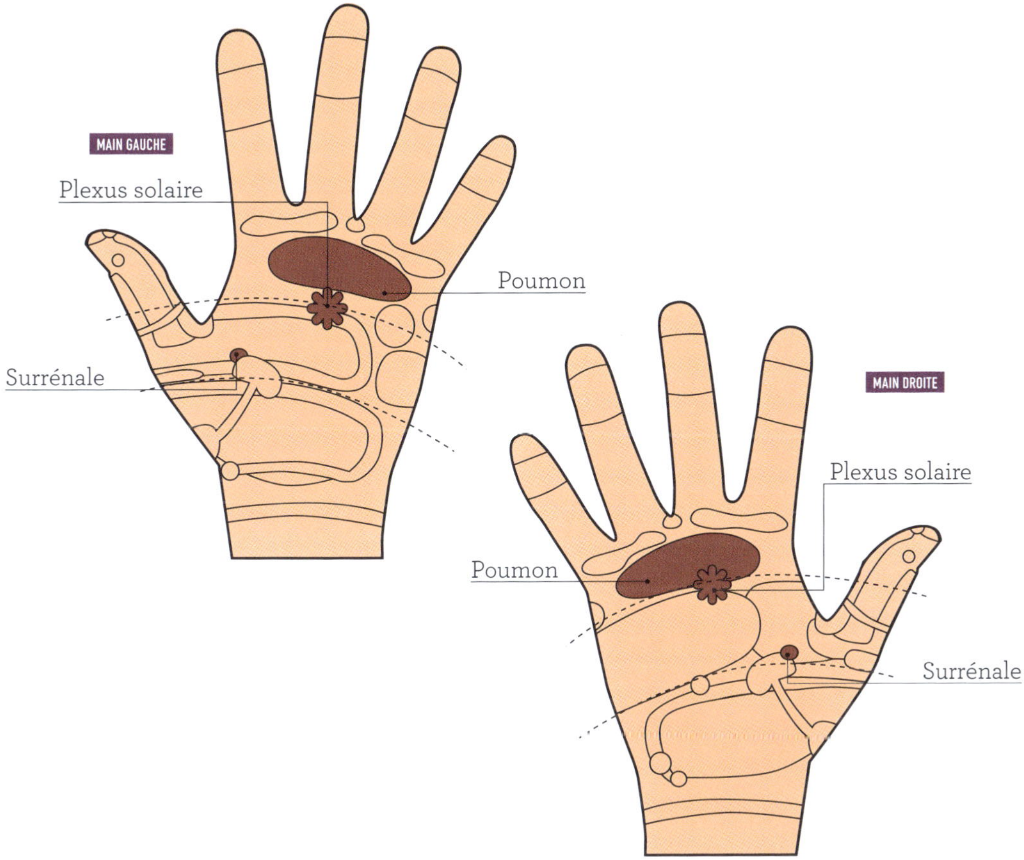

L'HE correspondante

- Le pin sylvestre (et aussi respirez-le à fond)

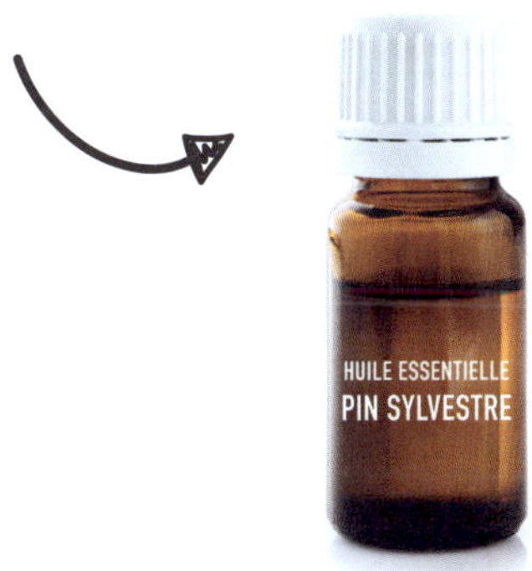

BOURDONNEMENTS D'OREILLES, ACOUPHÈNES, SONS ÉTRANGES PERÇUS

Les « tinnitus » (= acouphènes) chers à nos amis anglais sont une plaie difficile à imaginer par ceux qui ne les subissent pas. En gros, on perçoit des sons, tintements, bourdonnements, grésillements... très réels, mais que les autres n'entendent pas car ils ne sont pas causés par un bruit extérieur. Outre la gêne immédiate, les bourdonnements d'oreille peuvent déboucher sur des troubles du sommeil, de l'agressivité voire une véritable dépression.

Aucun traitement classique n'est proposé aux patients pour ce genre de problème. Raison de plus pour essayer la réflexo aroma, qu'avez-vous à perdre ?

Les points à stimuler

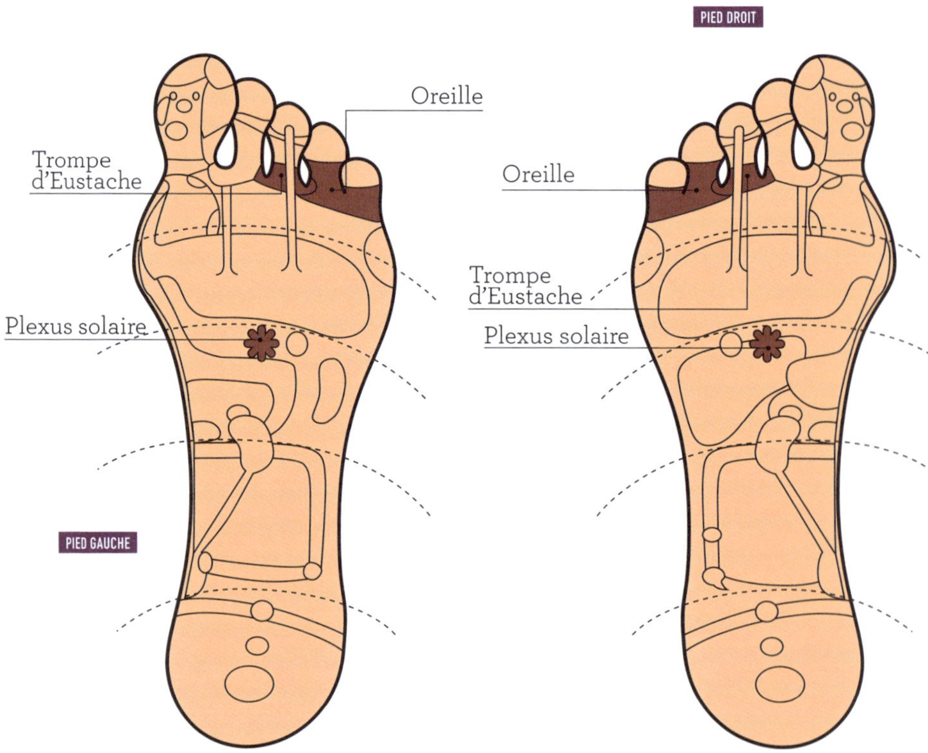

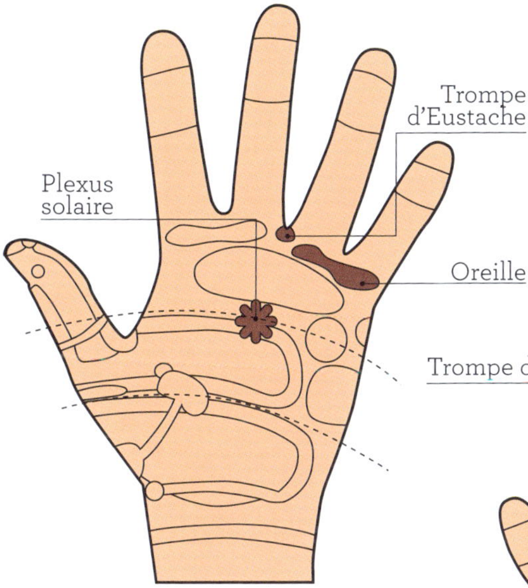

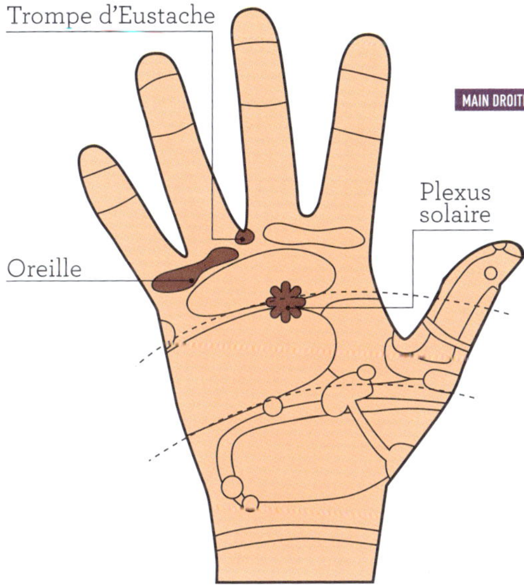

L'HE correspondante

- L'hélichryse italienne

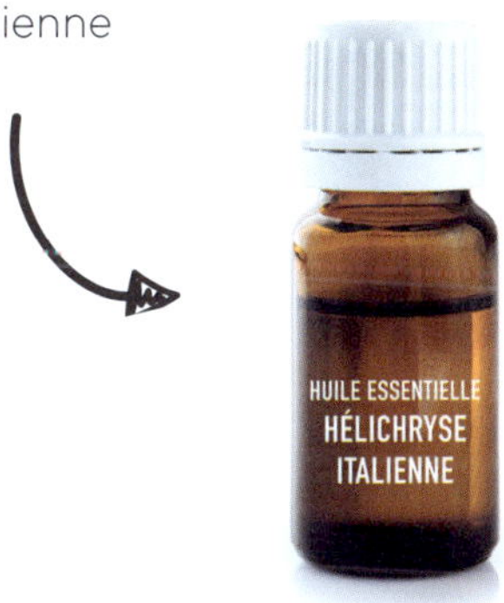

BRONCHITE

Une bronchite, inflammation des bronches, se soigne à l'aide d'huiles essentielles fortement antiseptiques (origan compact, cannelle de Ceylan, thym à linalol, eucalyptus radié ou globuleux...) à respirer, avaler, prendre en suppositoire... ou autre traitement jugé approprié par votre médecin. Mais rien n'empêche d'aider l'organisme à éliminer les microbes responsables de vos malheurs.

Les points à stimuler

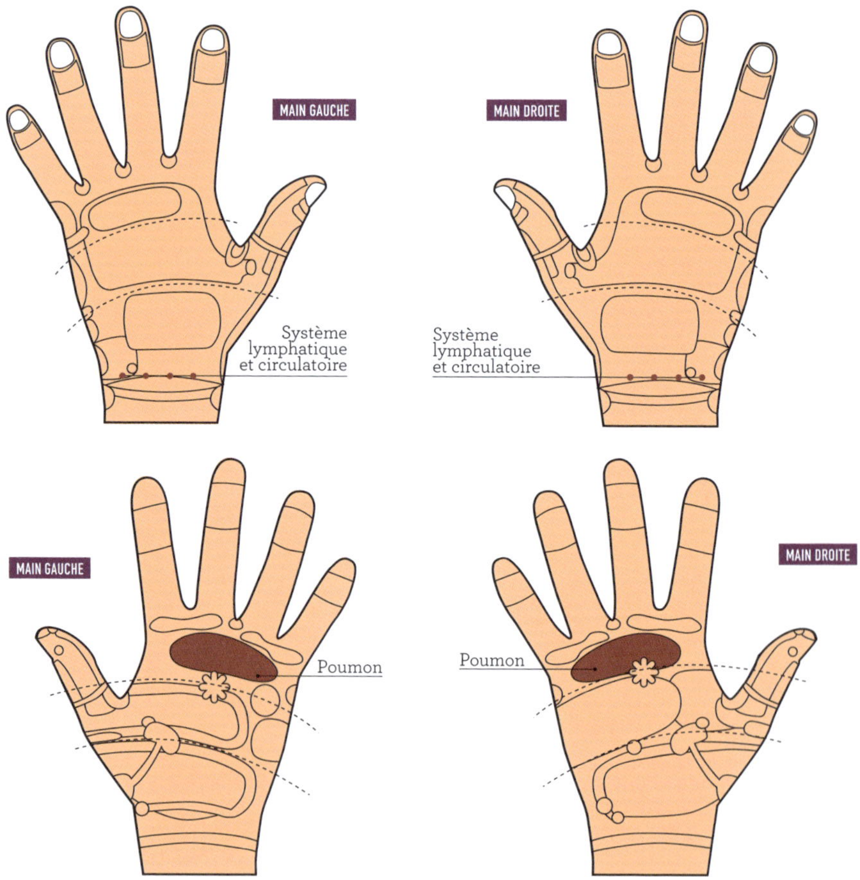

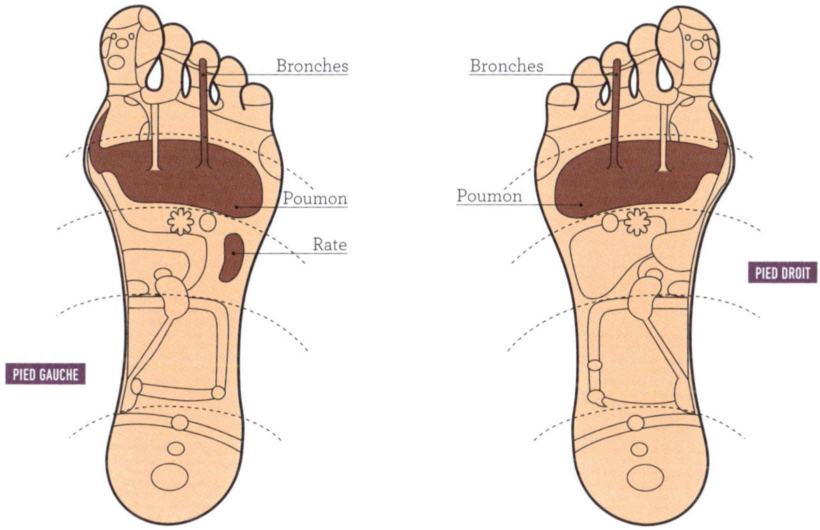

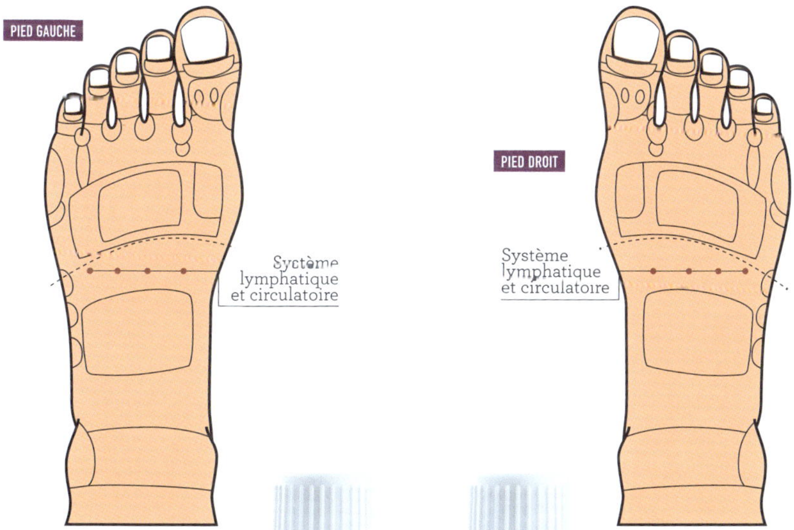

L'HE correspondante

- L'eucalyptus radié
- L'eucalyptus globuleux

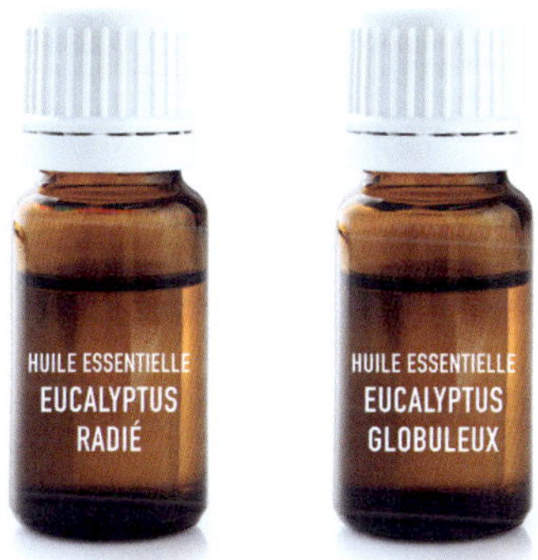

CELLULITE

Pour déloger la cellulite, l'activité physique musclée (surtout dans l'eau – aquagym, aquajogging, aquabiking...) est le moyen le plus efficace. Les massages locaux aux huiles essentielles, aident aussi fortement. La réflexologie, elle, favorise le processus d'élimination du corps, aux commandes pour finalement décider si votre peau d'orange va s'atténuer... ou pas.

Les points à stimuler

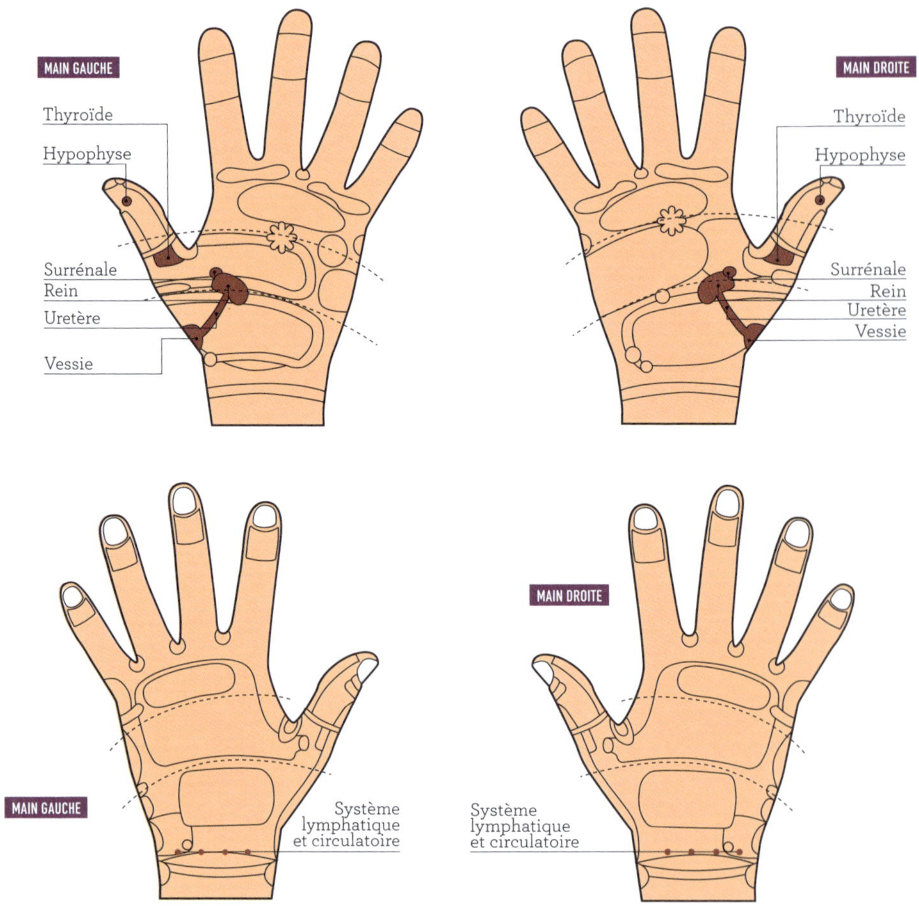

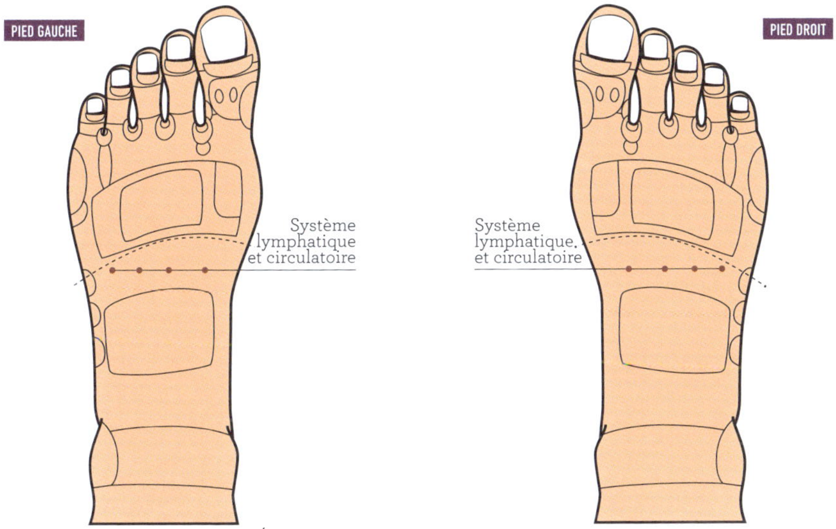

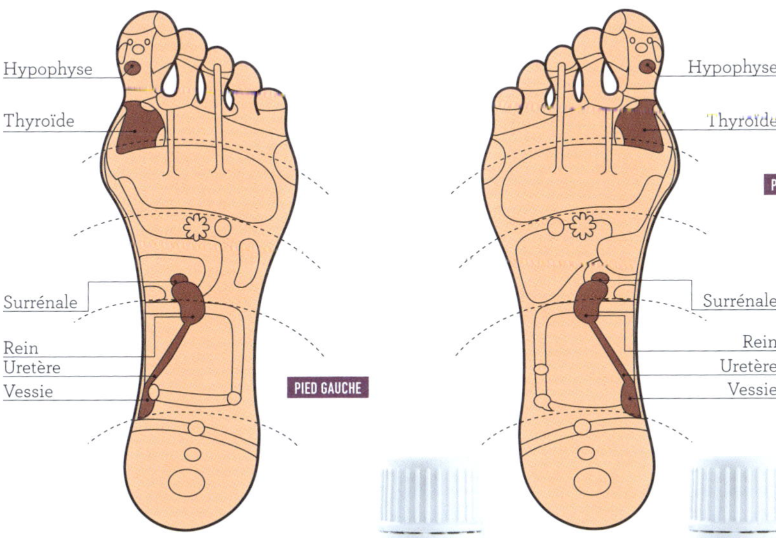

Les HE correspondantes

- Le cyprès de Provence
- Le genévrier

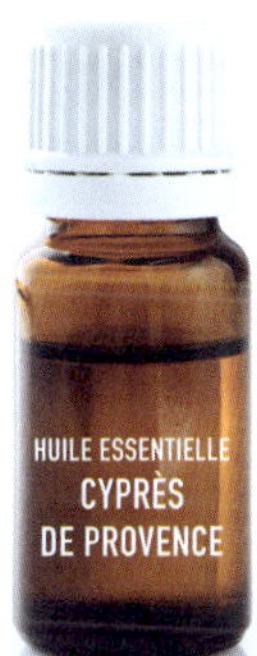

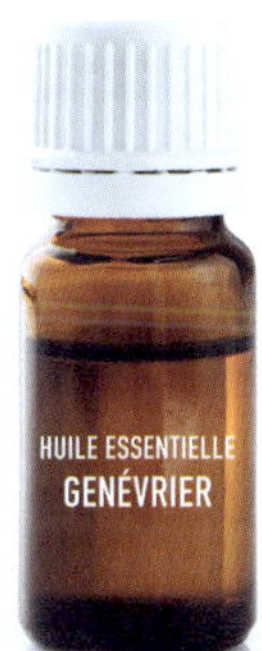

COLÈRE, JALOUSIE, PASSIONS ENTRAVÉES, FRUSTRATIONS

Les émotions et le corps sont étroitement liés, la colère en est l'exemple parfait : on devient livide, ou écarlate, et on rumine, ça nous « ronge ». Reprenez le contrôle.

Les points à stimuler

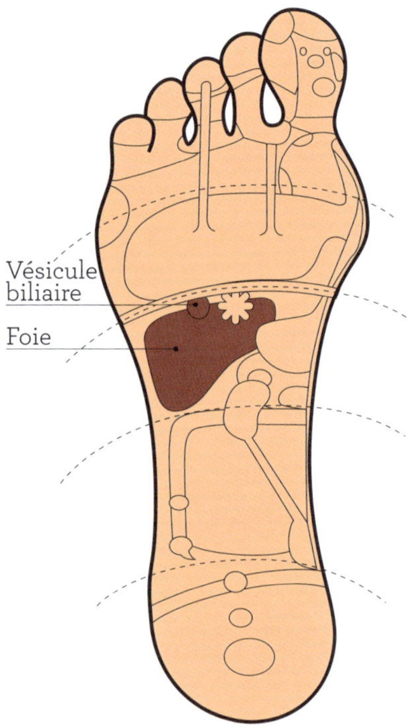

PIED DROIT

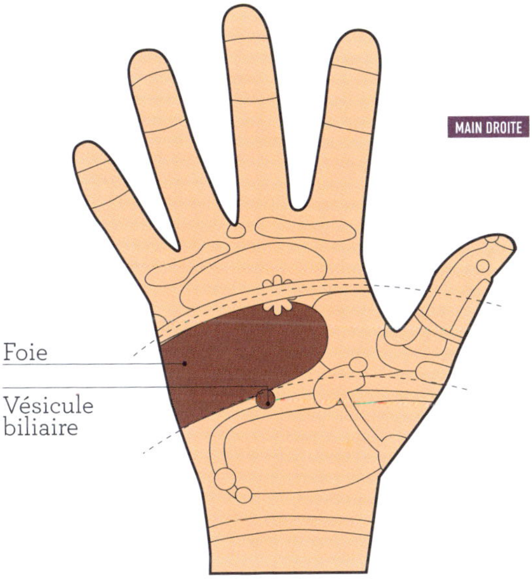

L'HE correspondante

- La rose de Damas (blessure émotionnelle)

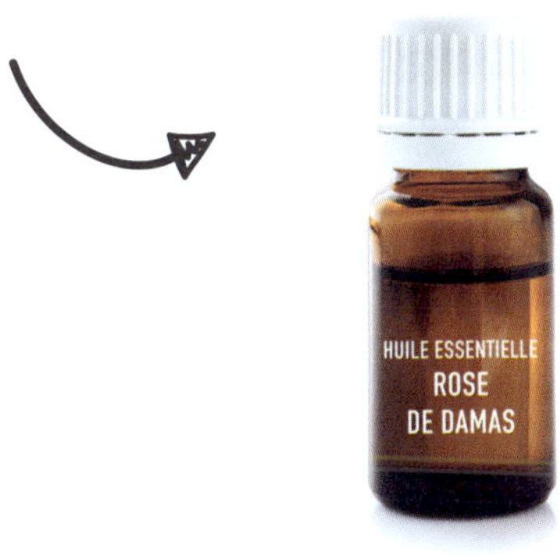

COLITES (TOUTES), INTESTIN IRRITABLE, COLOPATHIE FONCTIONNELLE

Les zones réflexes du côlon ne sont pas concentrées sur un point mais suivent une ligne « aller-retour », que votre doigt devra donc surligner. N'oubliez pas le plexus solaire : stress et maux digestifs sont intimement liés.

Et reportez-vous à « Troubles de la flore intestinale (dysbiose, SIBO, SIFO…) » (p. 172).

Les points à stimuler

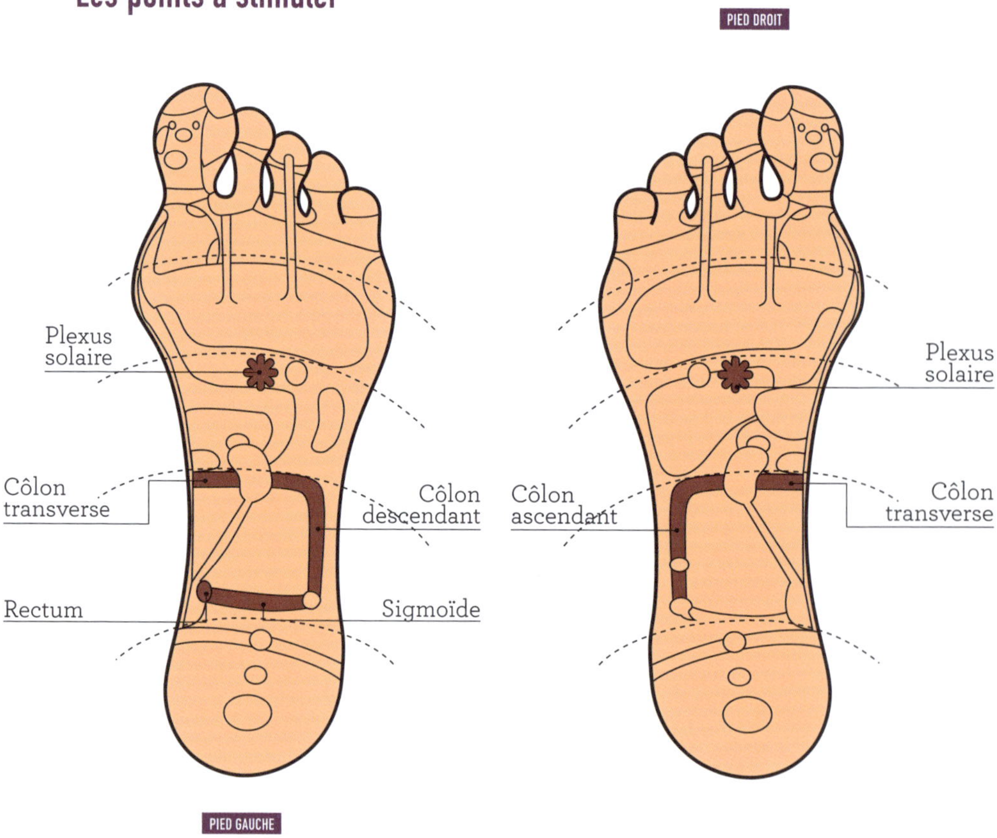

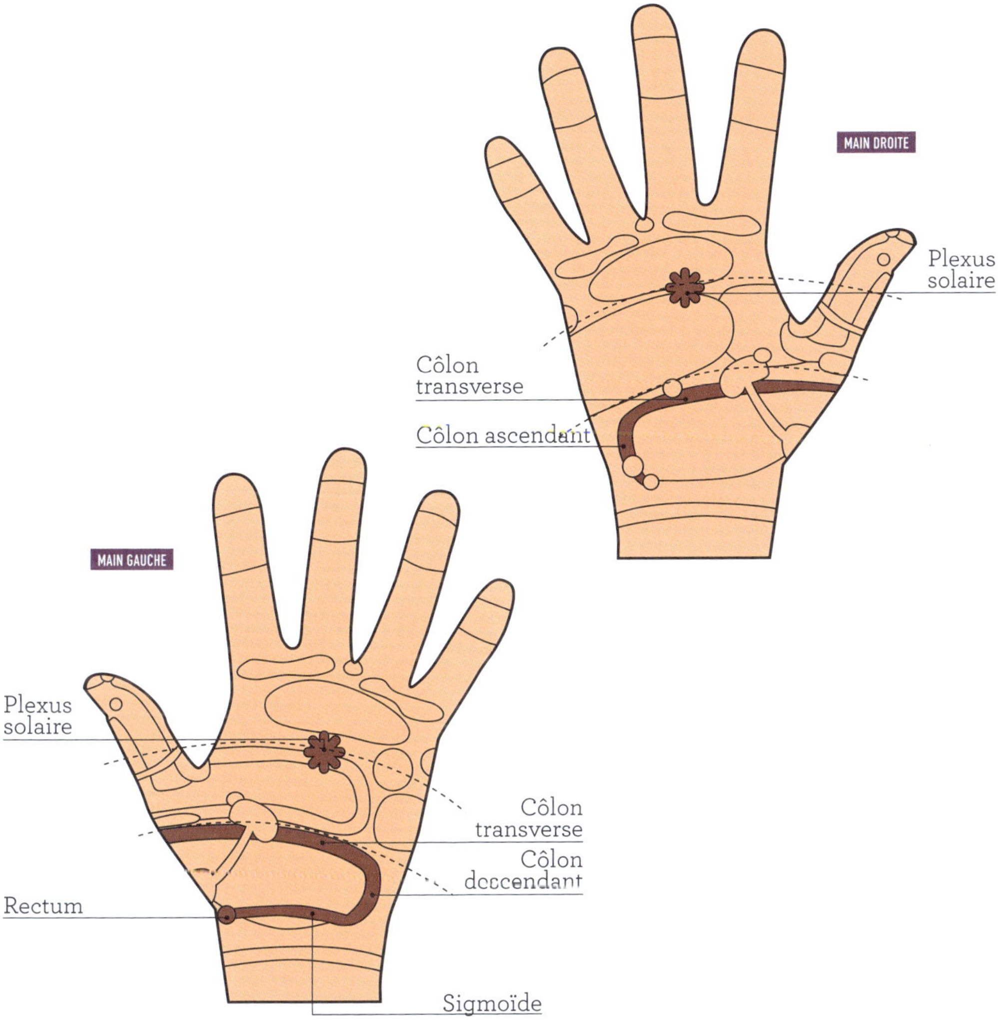

L'HE correspondante

- Le basilic exotique

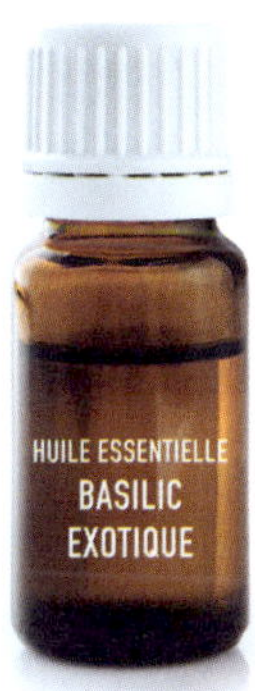

CONSTIPATION

Constipation *de transit* (c'est-à-dire paresse intestinale : le bol alimentaire « ne progresse pas ») ou constipation *terminale* (le bol alimentaire progresse mais les selles ne sont pas expulsées pour cause d'hypercontraction du sphincter anal) ? Insistez sur la zone réflexe du sigmoïde, particulièrement visé, mais stimulez aussi les points relatifs au côlon ainsi que ceux du rectum et de l'anus.

Les points à stimuler

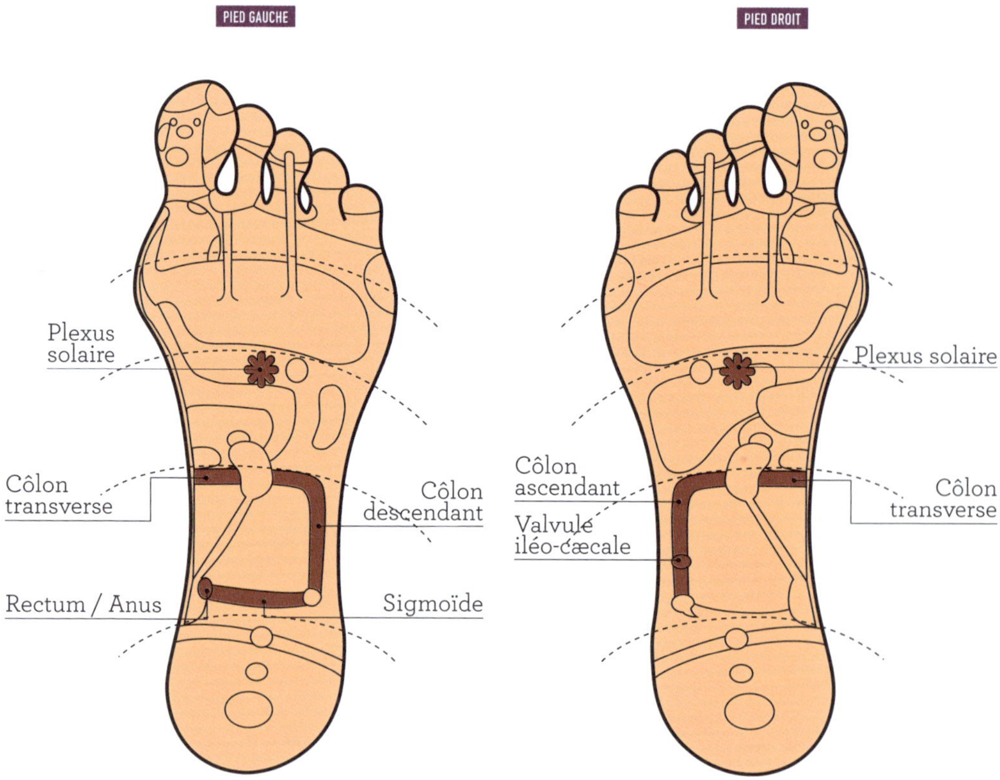

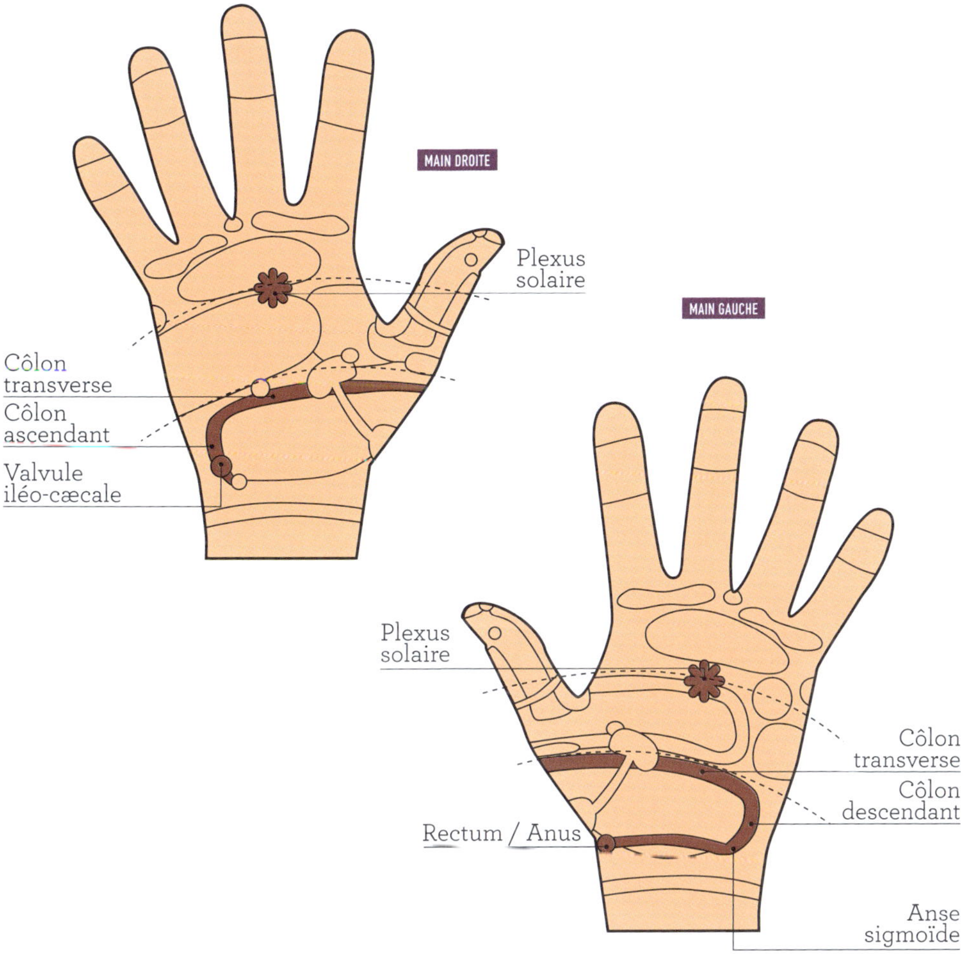

L'HE correspondante

- Le gingembre

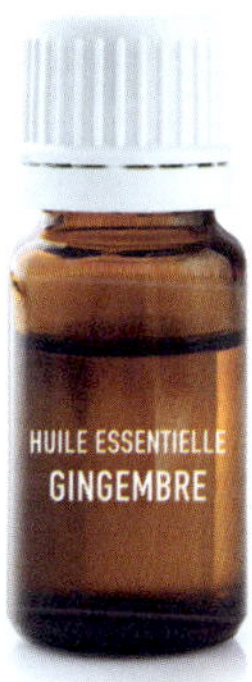

CRAMPES

Une crampe isolée appelle un étirement direct du muscle spasmé. Mais des crampes à répétition réclament, aussi, un rééquilibrage plus général, donc des séances de réflexo aroma. Peut-être avez-vous quelques difficultés à réguler votre taux de calcium sanguin. Attention, les zones réflexes des parathyroïdes sont petites, comparées à celles de la thyroïde, voisines. En cas de petits problèmes de drainage, souvent en cause dans les crampes qui reviennent, stimulez aussi les zones foie et rein. Visez bien !

Les points à stimuler

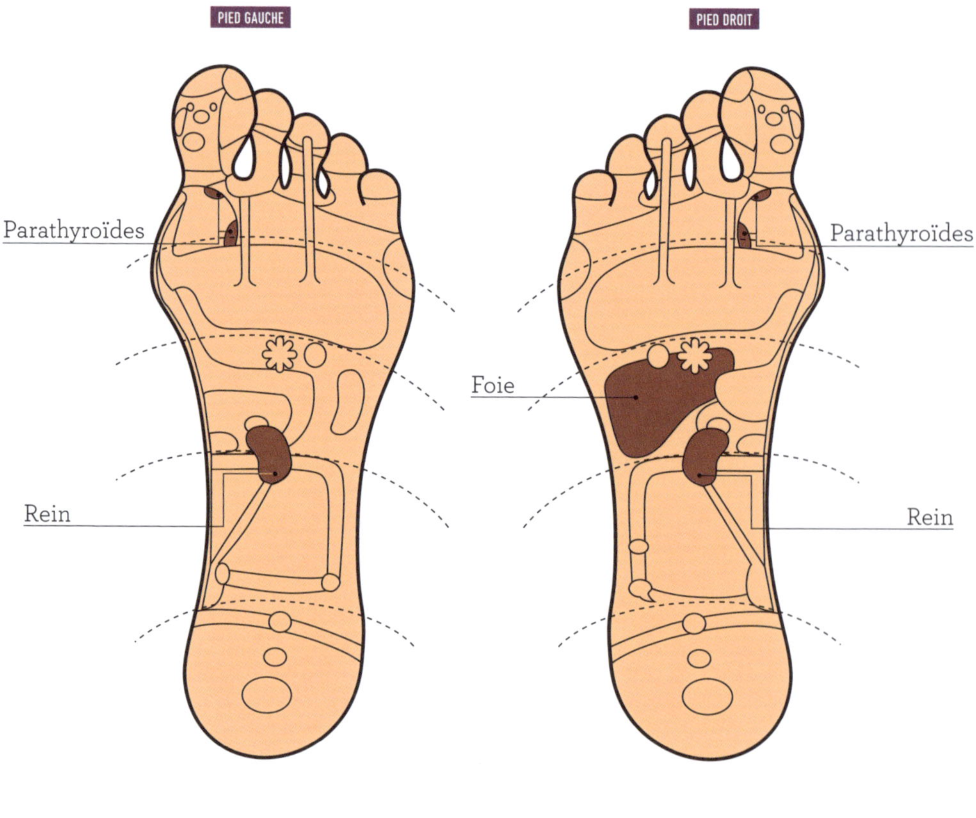

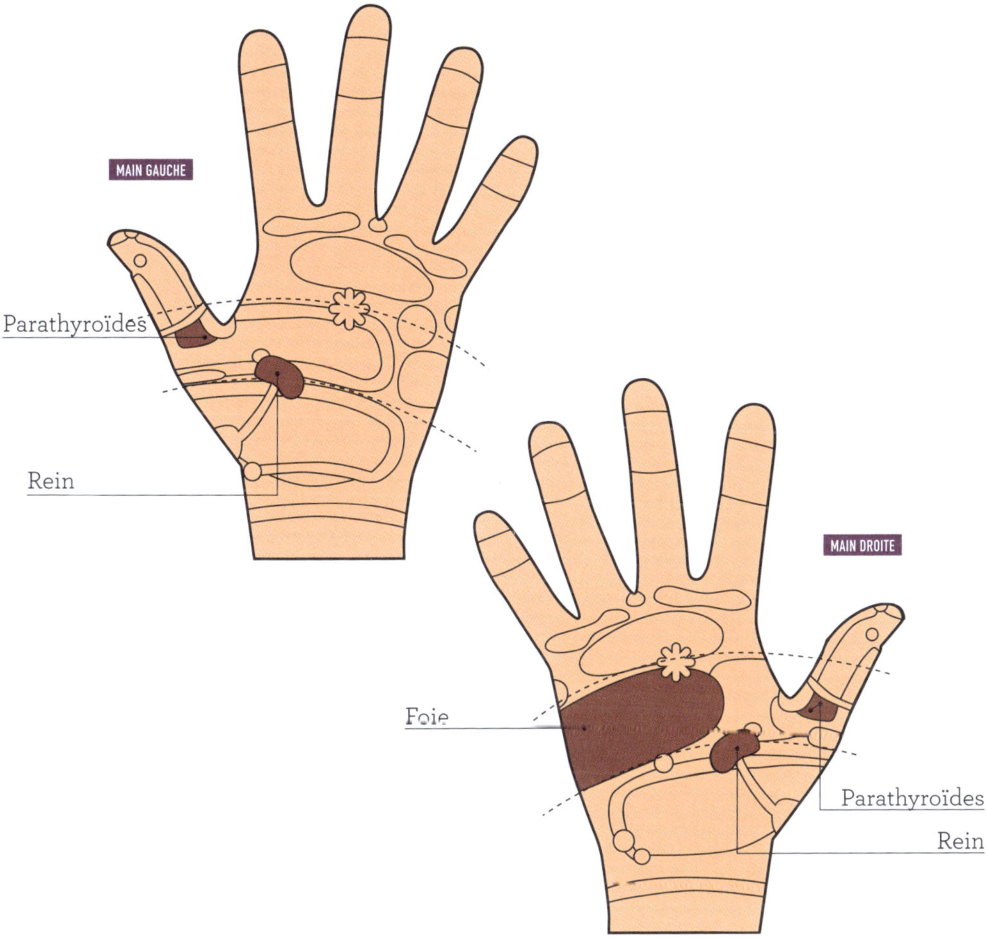

L'HE correspondante

- La gaulthérie couchée

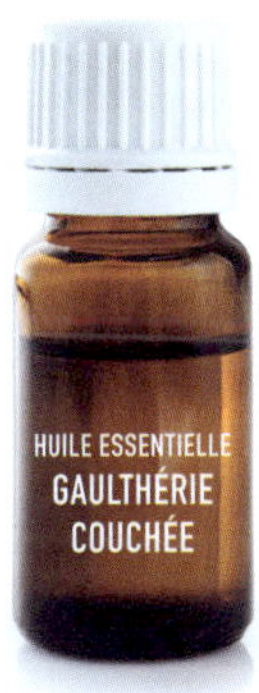

CYSTITE/FAUSSE CYSTITE/URÉTRITE

Que vous souffriez d'une simple irritation (fausse cystite, souvent nerveuse) ou d'une infection (traitement interne obligatoire !), les points réflexes à stimuler sont les mêmes.

Les points à stimuler

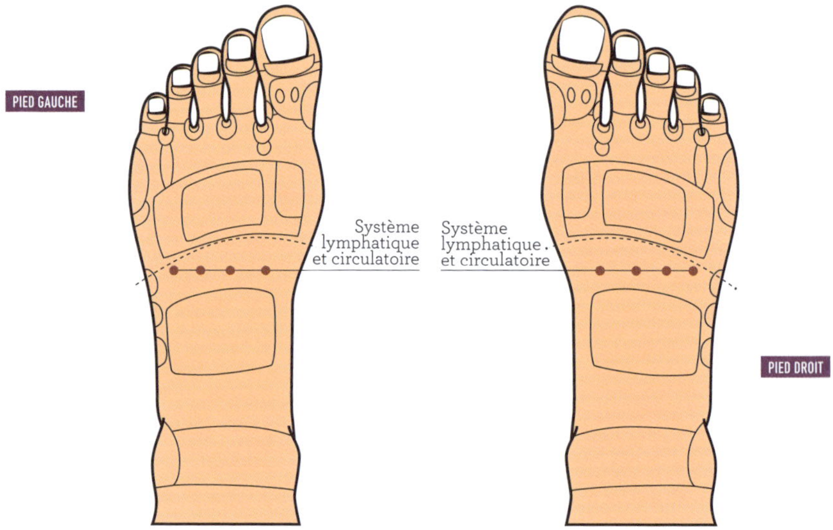

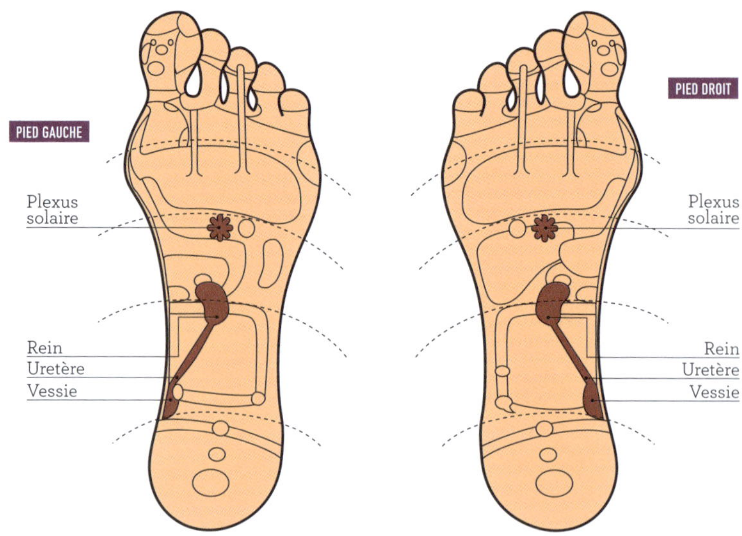

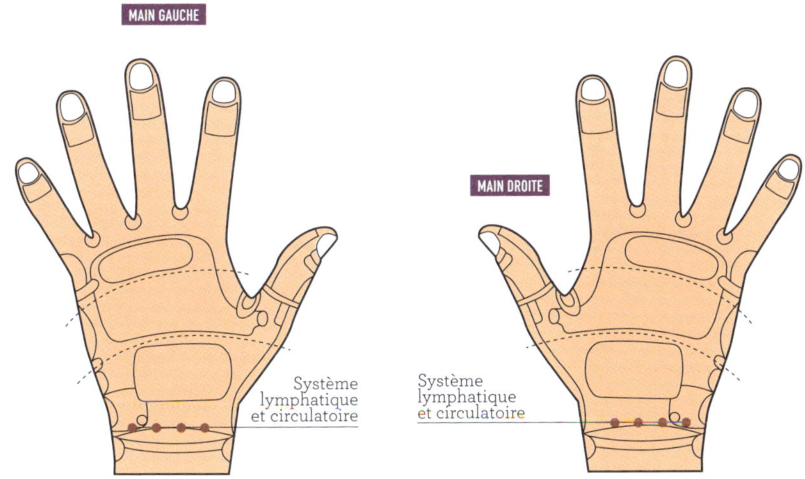

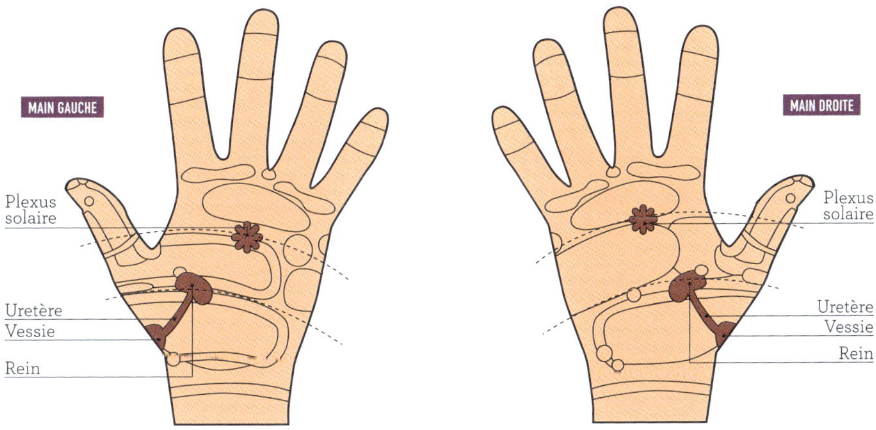

L'HE correspondante

- Le basilic exotique

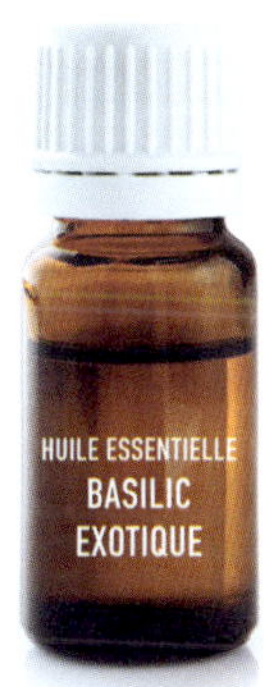

DÉCALAGE HORAIRE

(JET LAG, TRAVAIL DE NUIT, EN DÉCALÉ, PERTURBATIONS DU RYTHME BIOLOGIQUE JOUR/NUIT…)

Nous sommes faits pour dormir la nuit et vaquer le jour, selon des cycles de 24 heures. Dès lors que ce rythme biologique simple est perturbé, certaines personnes présentent troubles du sommeil ou de l'humeur, surpoids et dérèglements de l'appétit, déprime… Passage à l'heure d'été, long trajet en avion, horaires décalés : quelle que soit la raison de votre décalage, stimulez la zone réflexe de l'épiphyse (pinéale), chef d'orchestre de notre rythme biologique. Travaillez aussi l'hypothalamus, car c'est dans cette région du cerveau que le jet-lag prend racine. Or, l'hypothalamus est aussi responsable de notre appétit, notre sommeil, notre température corporelle… bref, tout ce qui dérape quand on change de fuseau horaire.

Les points à stimuler

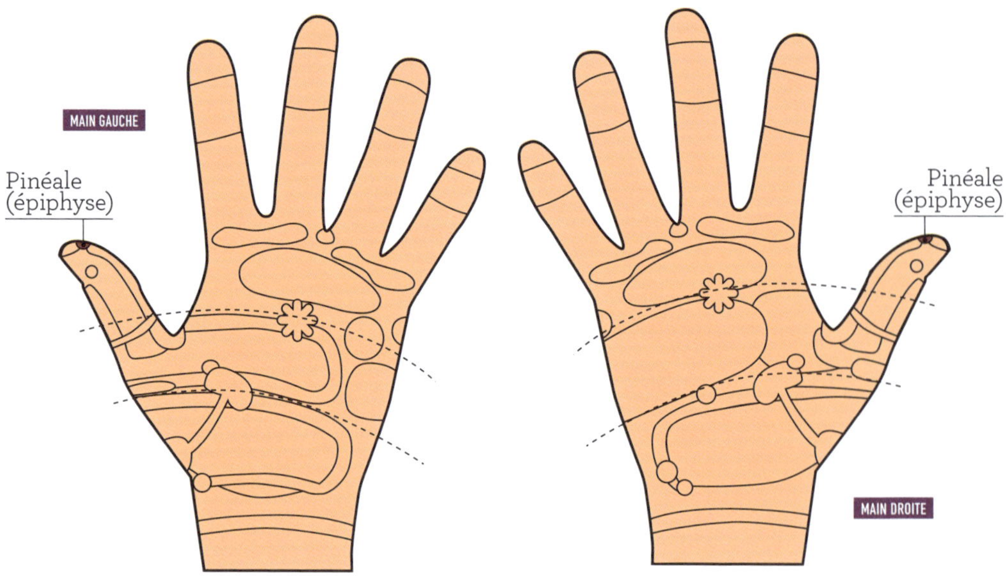

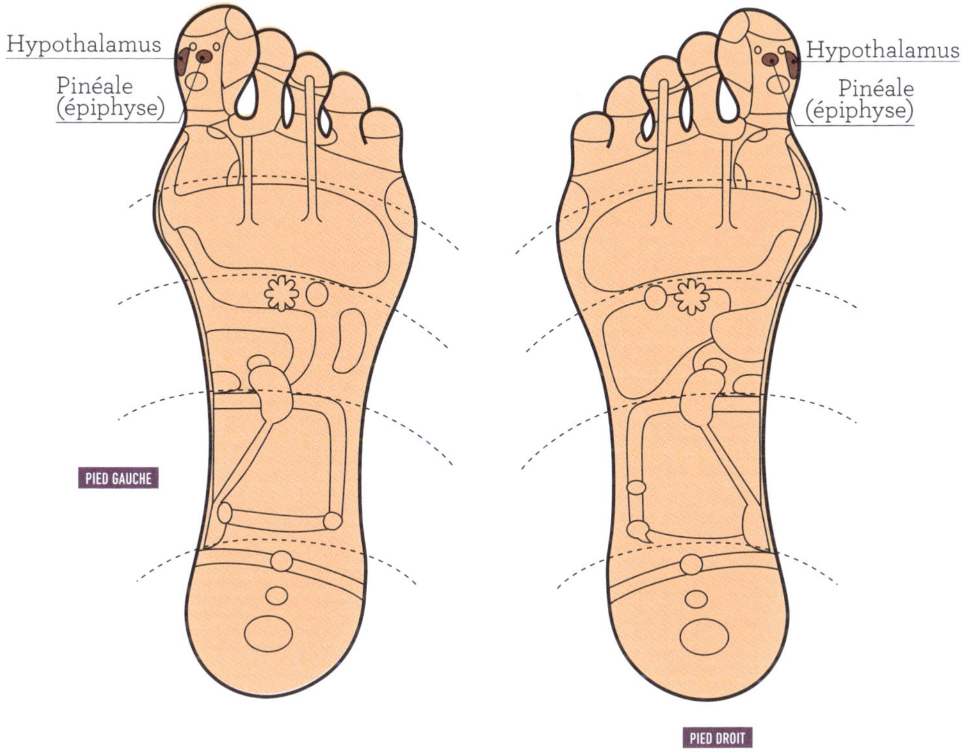

L'HE correspondante

- La camomille romaine

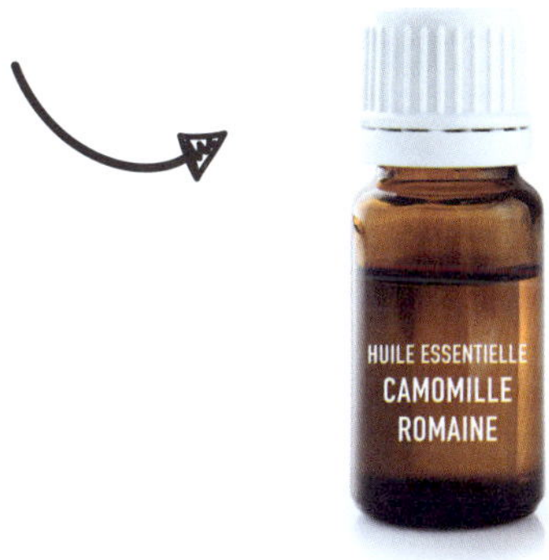

DÉPRIME

Certaines zones réflexes présentées ci-dessous sont apaisantes, d'autres tonifiantes, toutes aident à retrouver un équilibre perdu. Dans la journée, en dehors de la stimulation plantaire, pensez à travailler les zones réflexes aussi sur le pouce de votre main. Pratique et discret.

Les points à stimuler

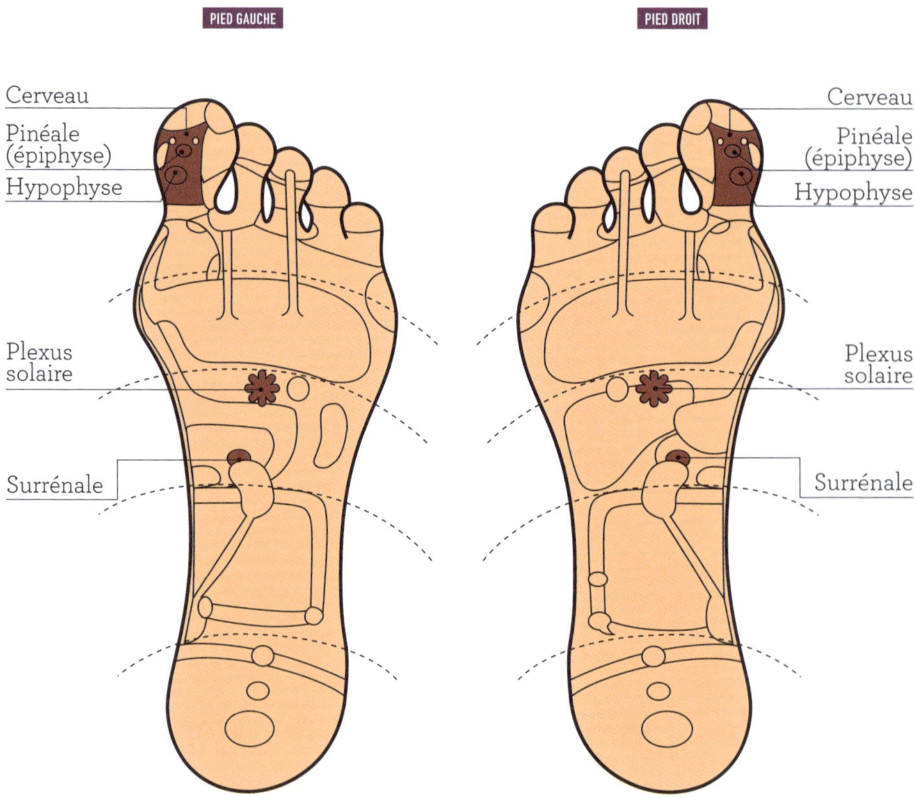

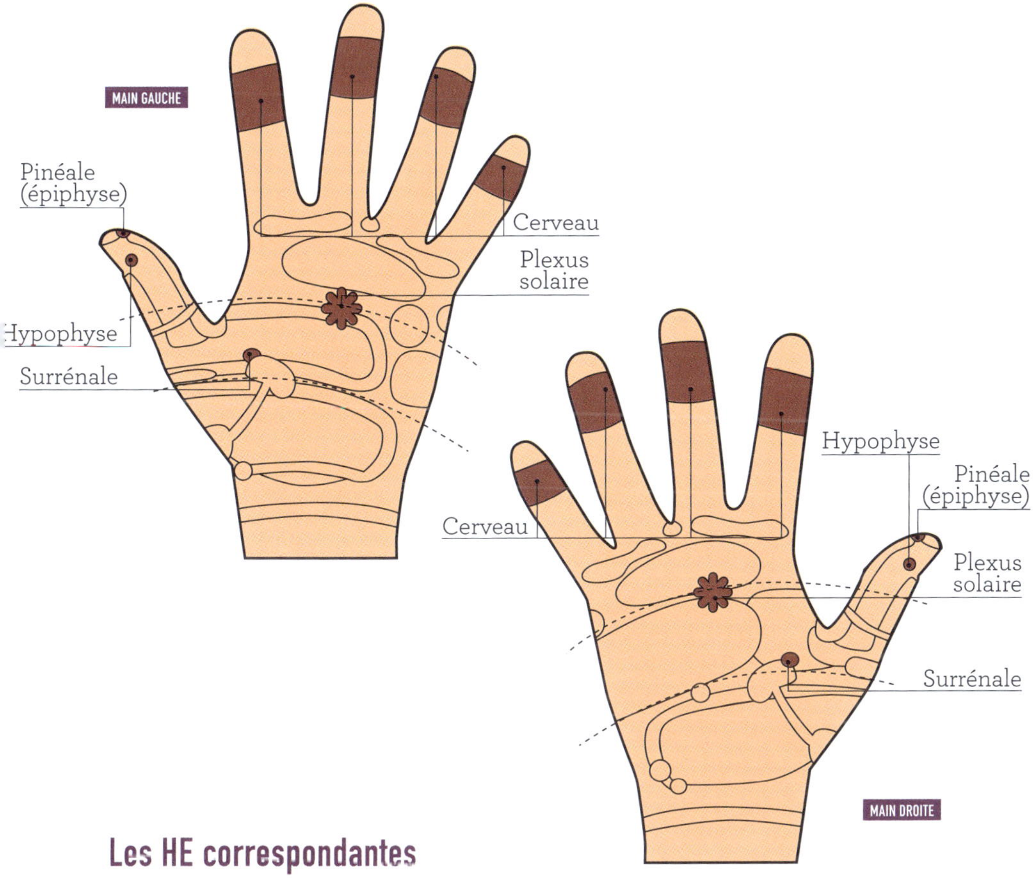

Les HE correspondantes

- La bergamote ou la camomille romaine : apaisantes
- Le pin sylvestre : stimulante

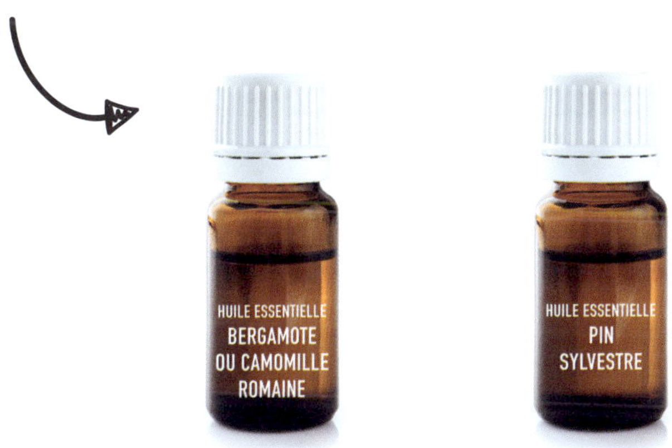

DÉSÉQUILIBRES ÉMOTIONNELS

La réflexologie peut aider à retrouver un équilibre émotionnel perdu dans les méandres de vos (mauvais) rapports familiaux, professionnels ou amicaux, ou encore d'une anxiété latente inexplicable, d'un sentiment d'insécurité tenace, d'une colère qui n'en finit pas de vous ronger, de pourrir vos nuits et de vous rendre agressif, vous qui êtes naturellement doux comme un agneau. Exactement comme pour un déséquilibre physique menant à une angine ou un mal de tête, vous pouvez agir sur les zones réflexo impliquées dans un déséquilibre émotionnel. Il va sans dire qu'un état émotionnel très complexe et qui dure depuis des années nécessitera au minimum une consultation plus approfondie avec un thérapeute, afin de détricoter lentement ce que vous ou la vie vous a patiemment tricoté traîtreusement au fil des épreuves, des injustices, des trahisons, des chocs. Autrement dit, on ne soigne pas des crises d'angoisse en appuyant simplement sur le « bouton » réflexo correspondant. C'est un premier pas qui vous donnera envie d'aller fouiller plus avant cette piste.

Les points à stimuler

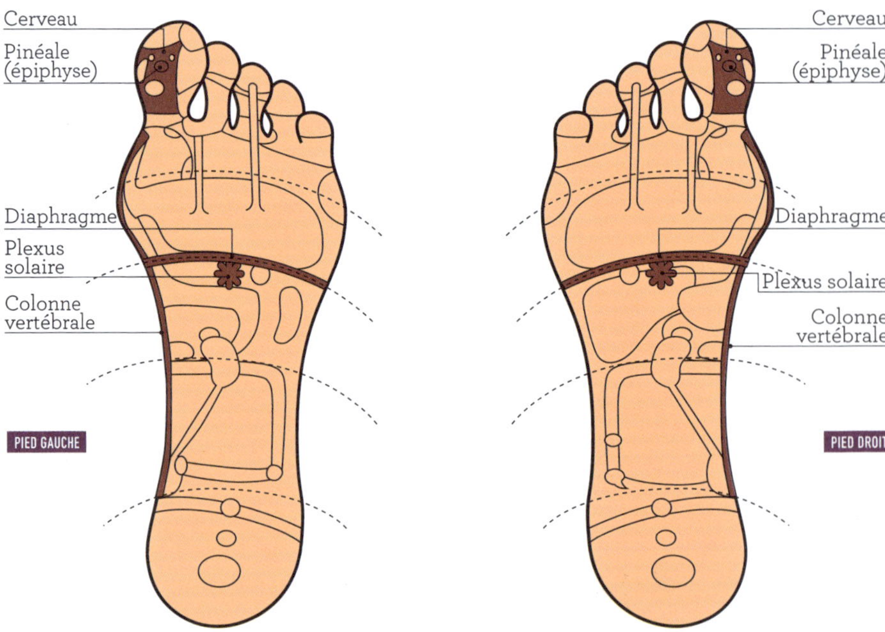

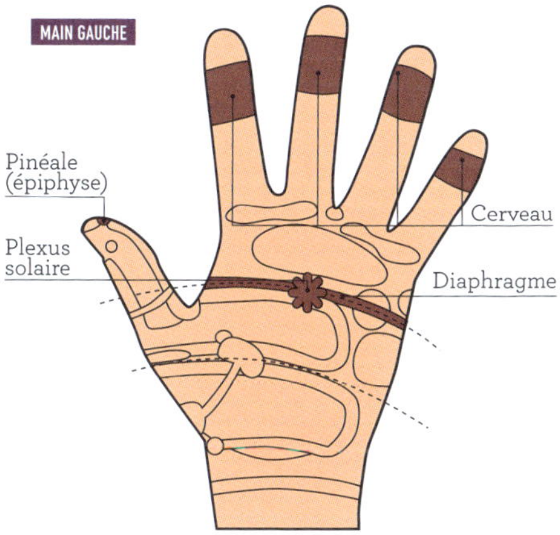

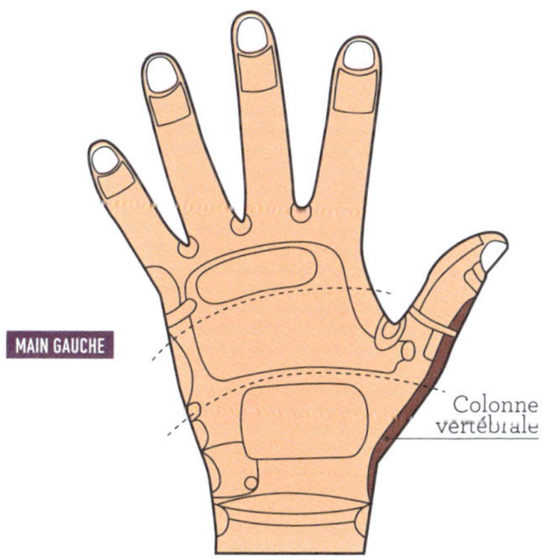

Les HE correspondantes

- La litsée citronnée, le petit grain bigaradier, la verveine, le néroli (choc émotionnel)

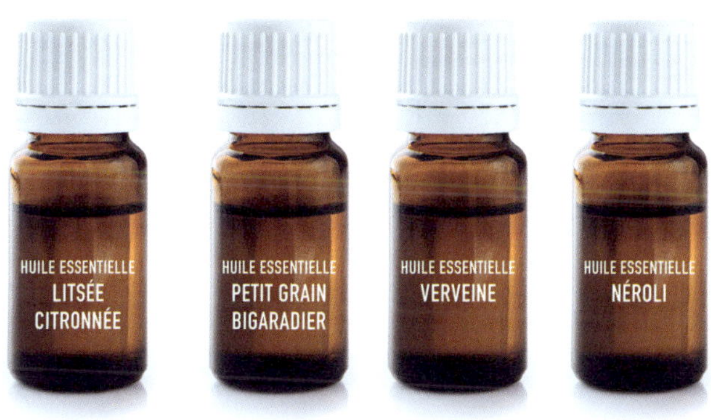

DÉTOX (STIMULATION DES ORGANES D'ÉLIMINATION)

Ces zones réflexes sont intéressantes à stimuler chaque jour pendant un week-end ou une semaine de détox complète, en accompagnement d'un programme alimentation/respiration air pur/exercice physique détox. Ou encore 5 jours par semaine en permadétox*, mais dans ce cas n'appliquez la livèche qu'une semaine sur 2, grand maximum. Pensez à boire beaucoup d'eau.

Les points à stimuler

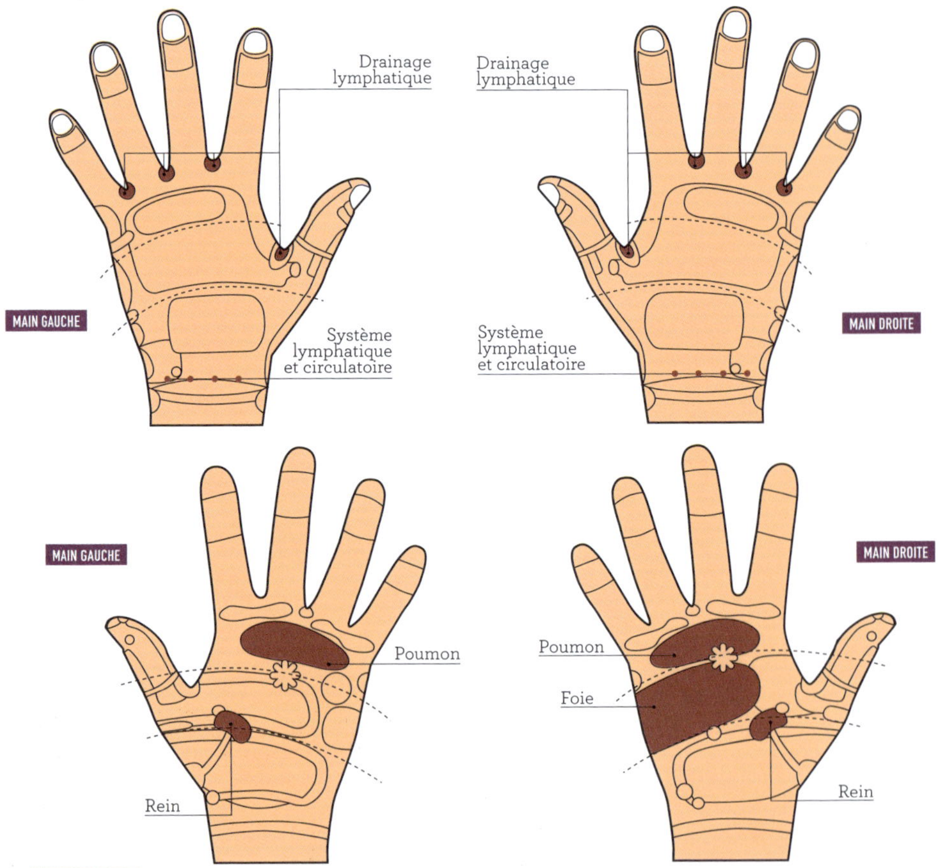

* Lire *Permadétox, le régime bon pour moi et pour la planète*, éditions Leduc.

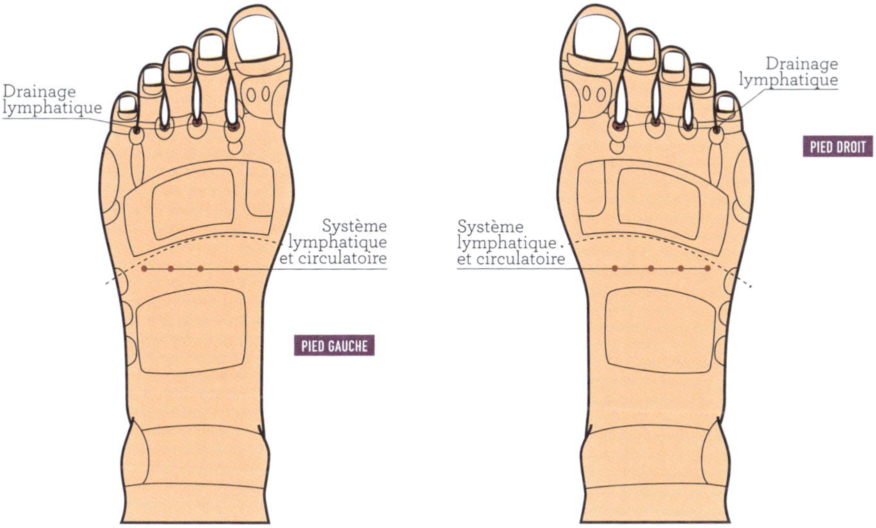

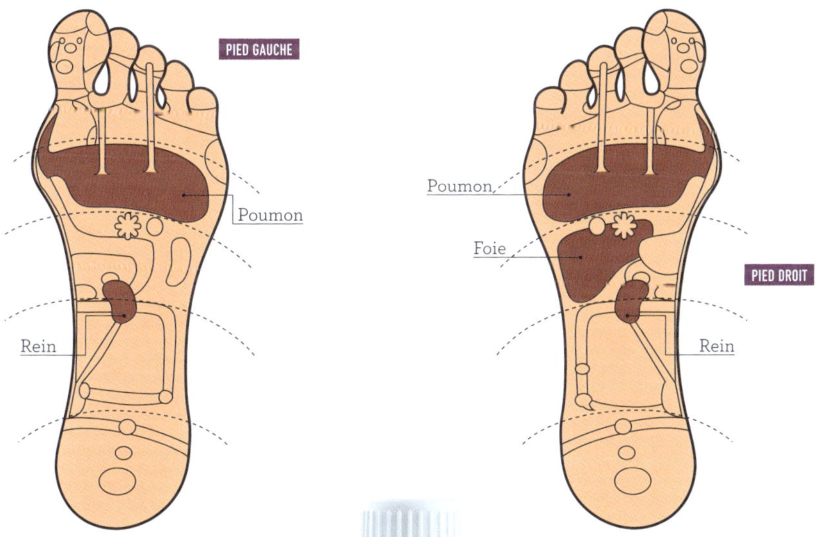

L'HE correspondante

- La livèche

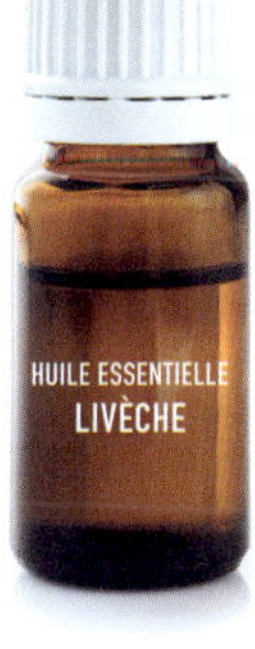

DIARRHÉES

Les diarrhées constituent un réflexe salutaire du corps pour éliminer des bactéries. Ou bien elles sont « nerveuses », provoquées par une intolérance alimentaire, des troubles du transit, ou même des anomalies hormonales. Si elles ne cèdent pas rapidement, mieux vaut consulter.

Les points à stimuler

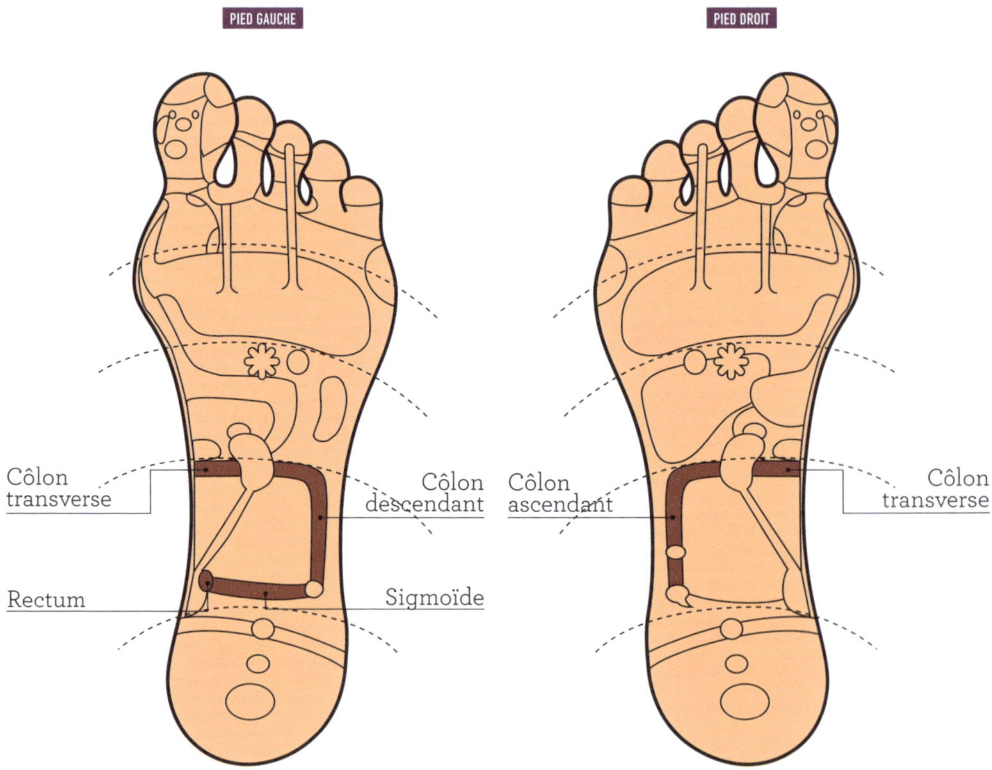

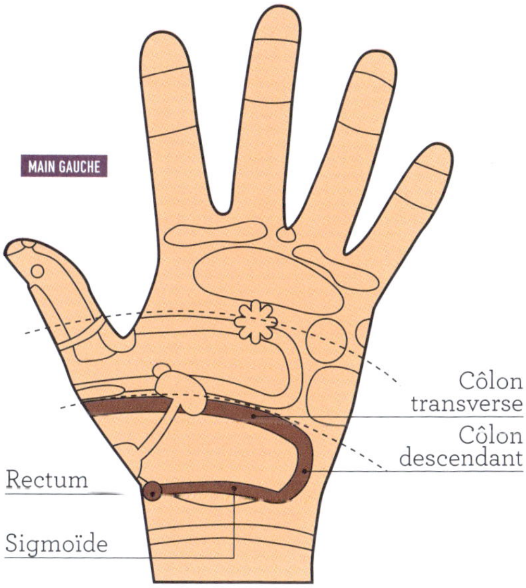

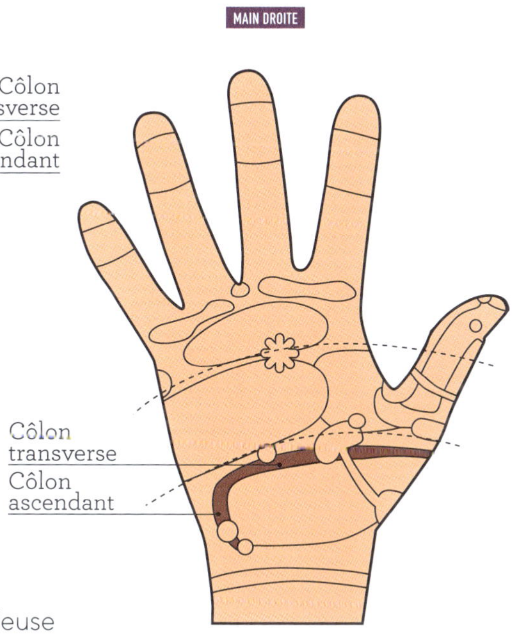

Les HE correspondantes

- La cannelle de Ceylan : si infectieuse
- La camomille romaine : si nerveuse

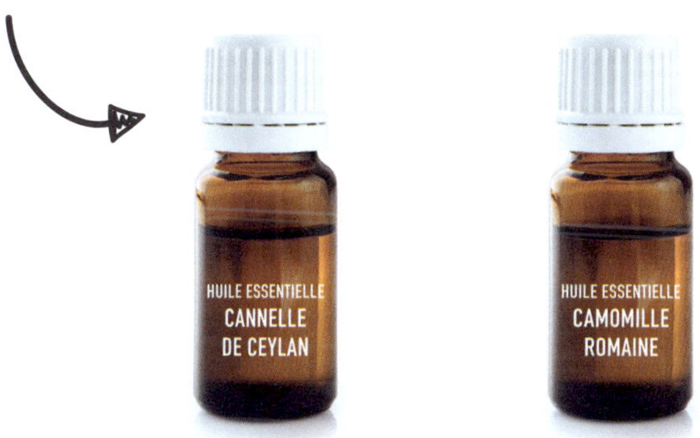

ECZÉMA

Les zones réflexes de la peau atteinte sont évidemment les premières auxquelles on pense. Stimulez les régions cutanées concernées : coudes, genoux, bras, visage… Mais traitez aussi le foie, organe détox par excellence et dont la bonne santé est intimement liée à l'état cutané, ainsi que le plexus solaire, antistress. Les surrénales sont aussi aux premières loges de la lutte antistress : on les travaille. Et également le côlon puisque c'est désormais prouvé, le microbiote intestinal est impliqué dans les dermatoses telles que l'eczéma.

Les points à stimuler

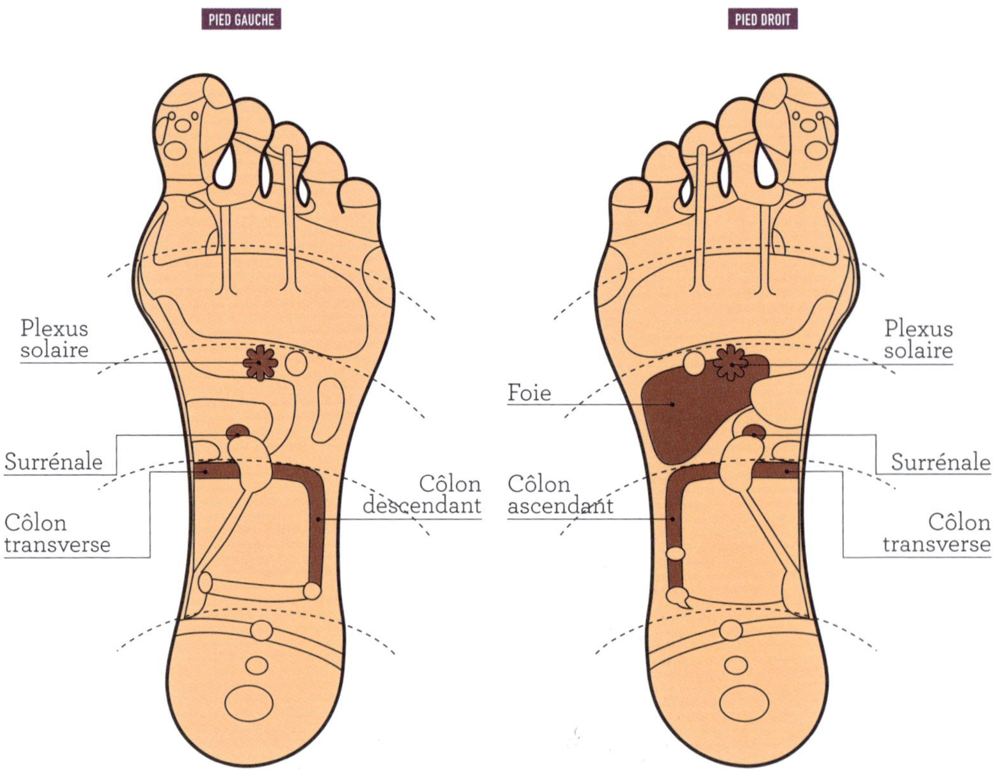

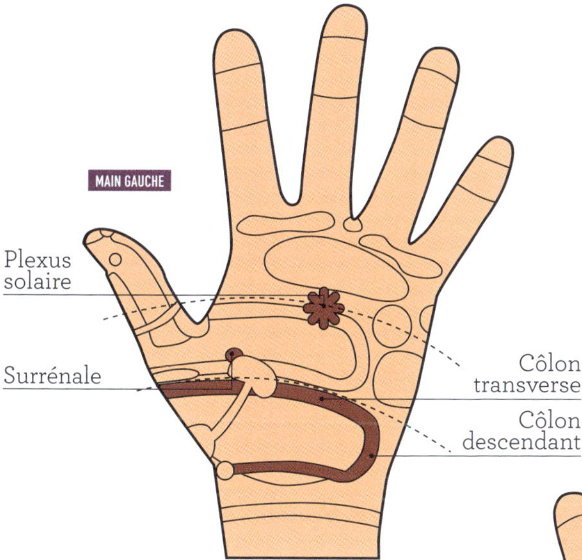

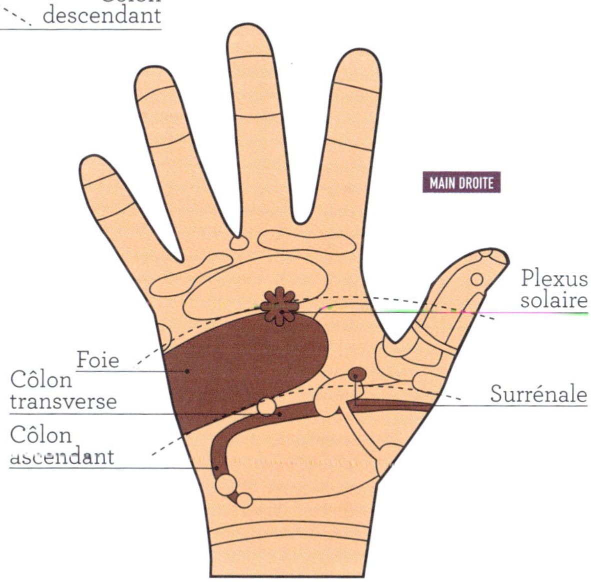

L'HE correspondante

- La myrrhe amère

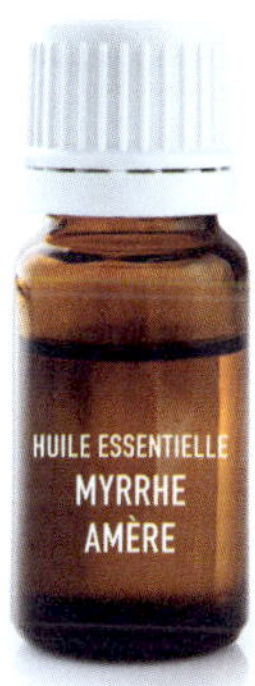

FATIGUE (ET FATIGUE CHRONIQUE, BURN-OUT...)

La fatigue affecte le corps tout entier, des pieds à la tête. Il est donc logique de le « rebooster » tout entier. Remarque : la fatigue donne aussi des trous de mémoire, des comportements « bizarres », des sautes d'humeur, perturbe les organes des sens...

En stimulant les points énergétiques de cette page, et en y associant les huiles essentielles, il s'agit de donner un coup de pouce aux glandes hormonales, à l'énergie « stagnante », une notion chère à la médecine chinoise. Cela n'empêche pas d'améliorer son hygiène de vie, en commençant par se reposer et décrocher (vacances, détox digitale...).

Les points à stimuler

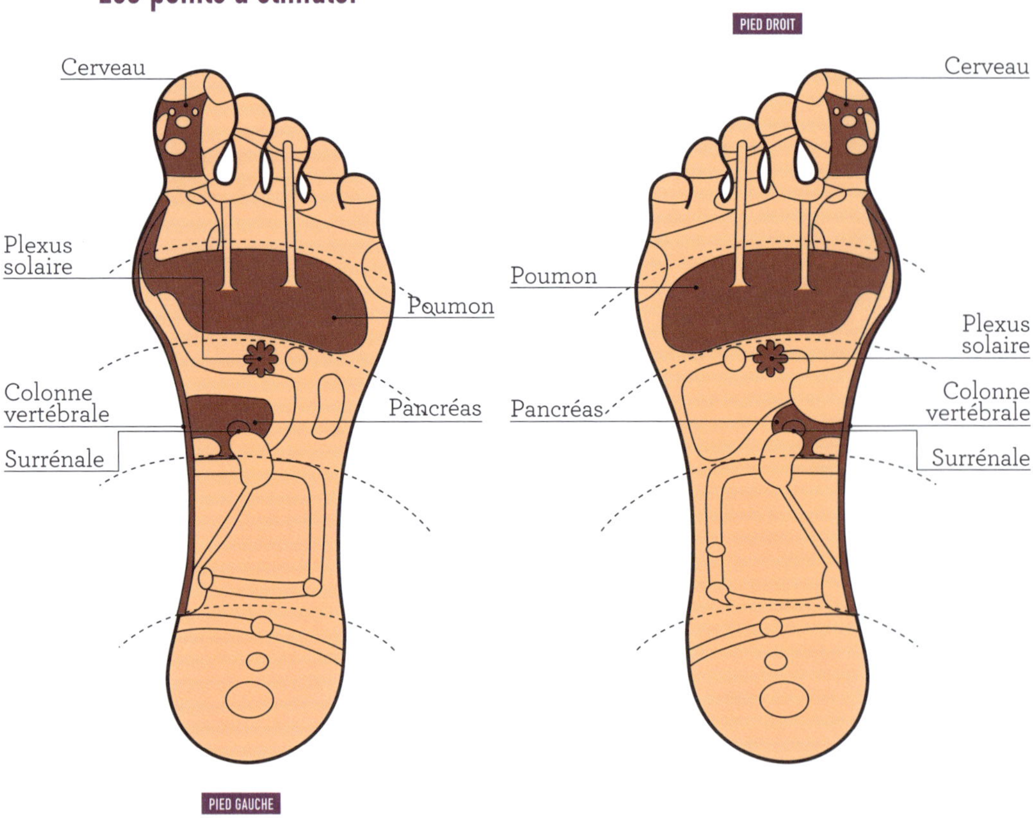

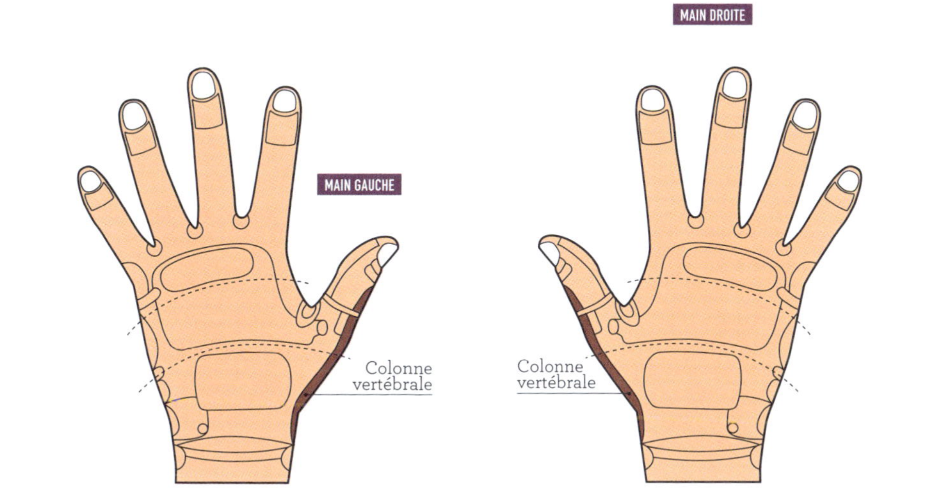

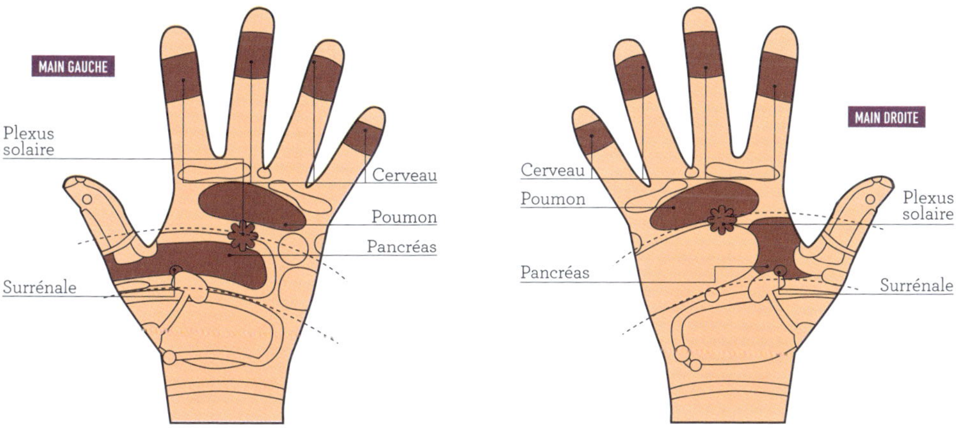

L'HE correspondante

- La menthe poivrée

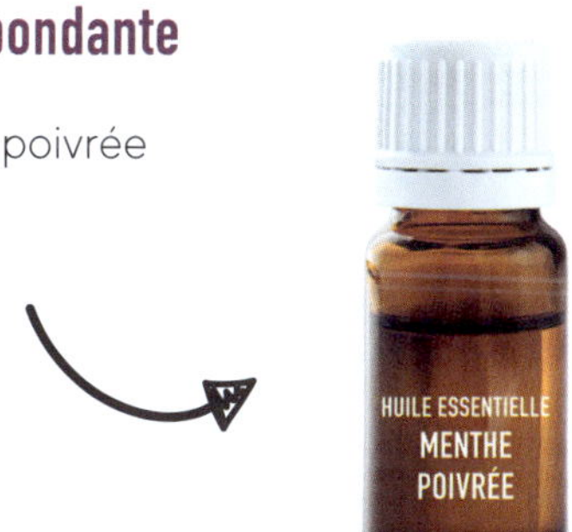

GINGIVITE (ET TROUBLES DES GENCIVES)

La plupart des problèmes de gencives viennent d'une mauvaise hygiène dentaire. Mais pas toujours. Il arrive qu'une gingivite récidivante refuse de guérir malgré des soins corrects, ou qu'une récession gingivale vous inquiète. Stimulez ces zones réflexes. Le dentiste vous attend, évidemment.

Les points à stimuler

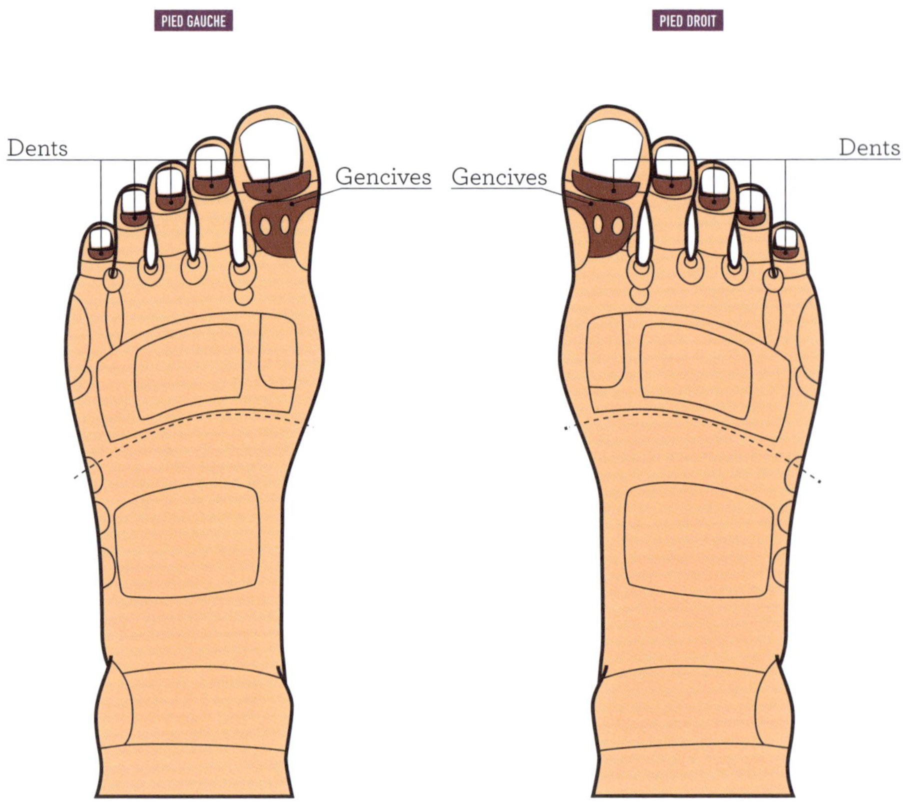

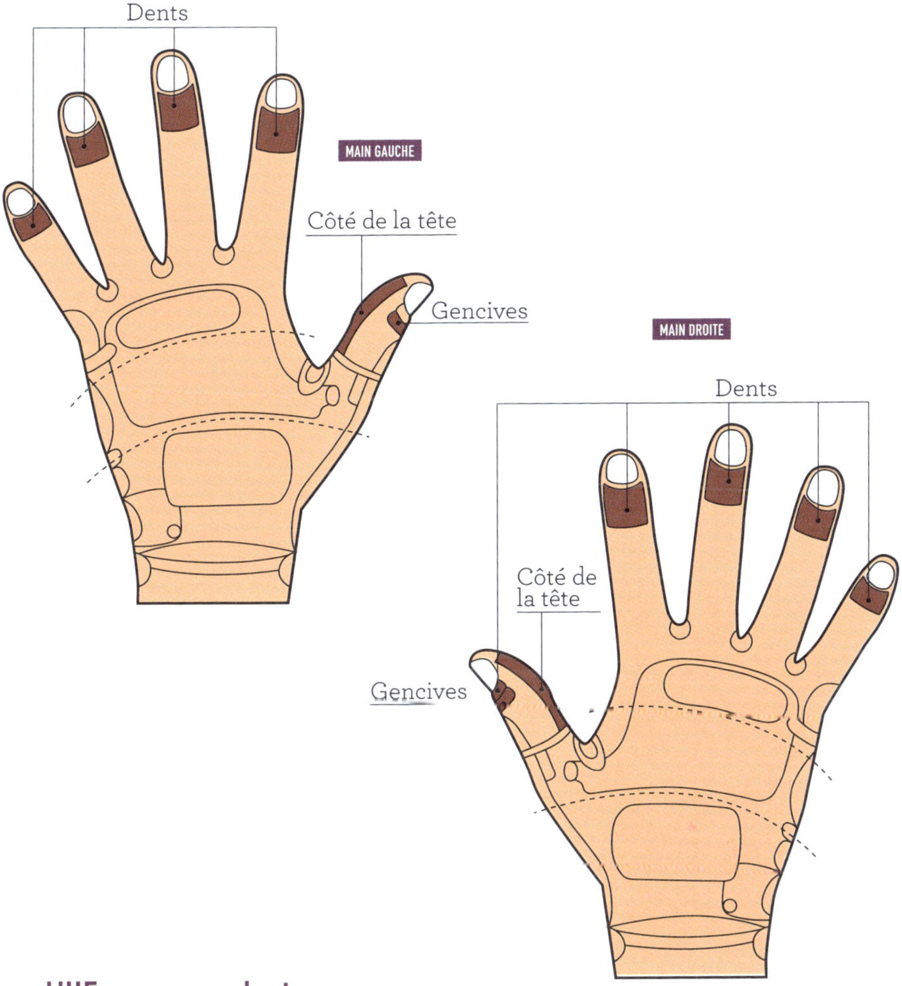

L'HE correspondante

- Le laurier noble

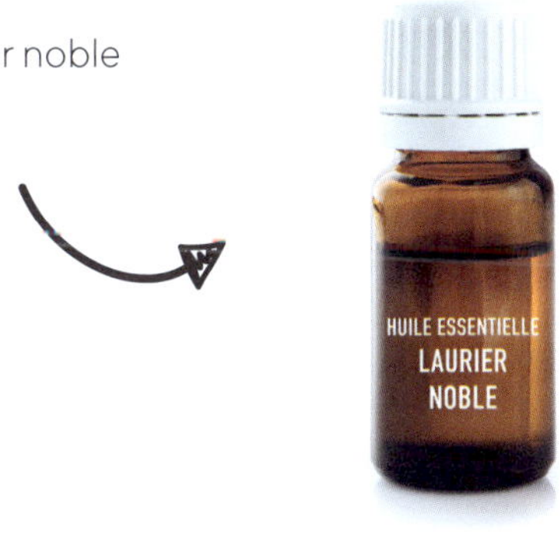

GRIPPE

En prévention comme en soin, stimulez les zones réflexes de cette page, en insistant sur vos points fragiles (les sinus pour certains, la fièvre pour d'autres...).

Les points à stimuler

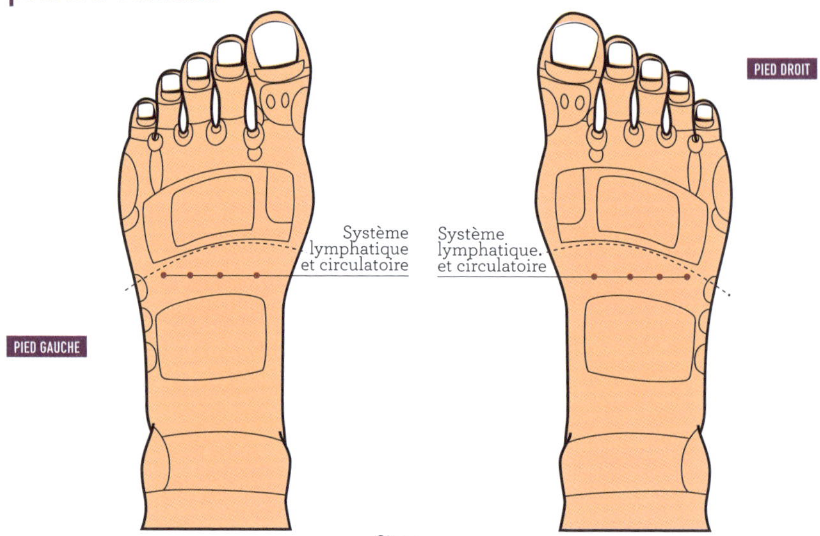

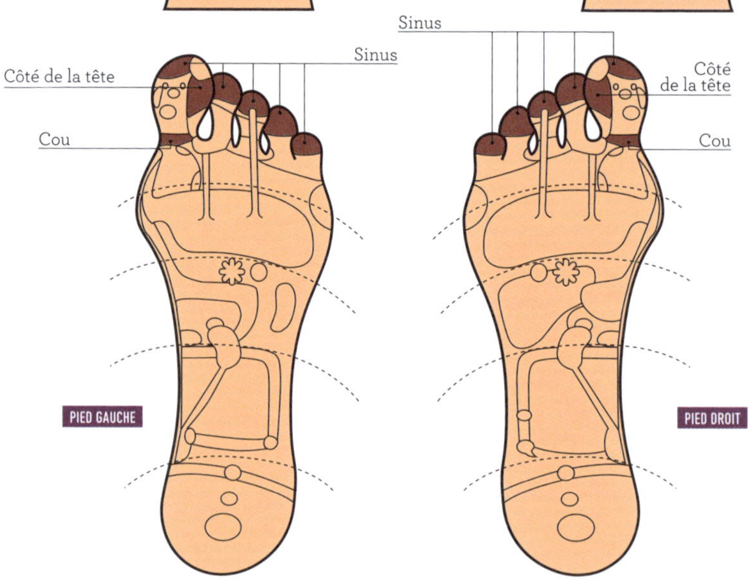

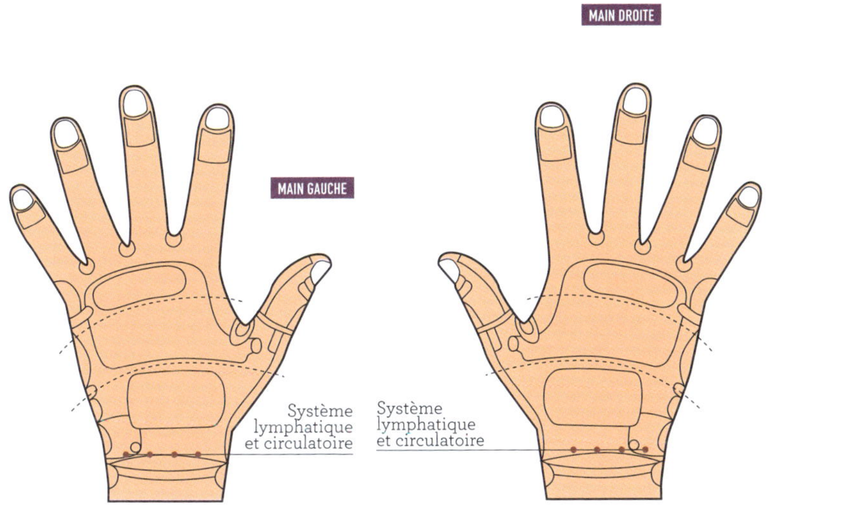

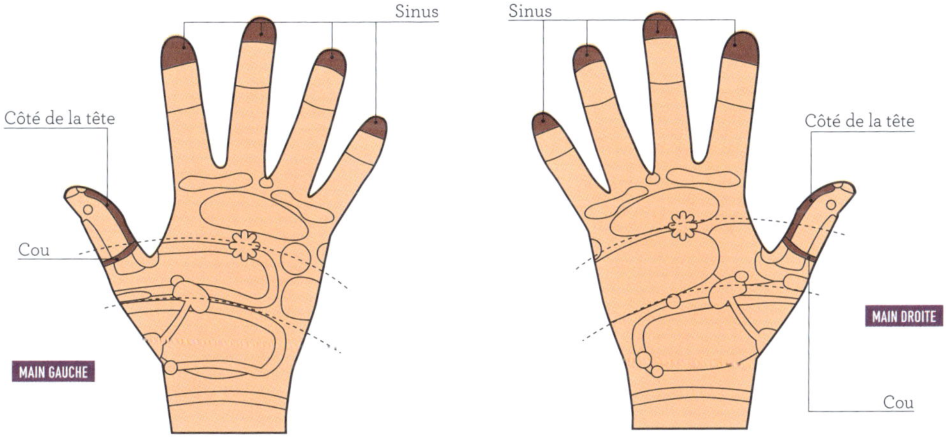

L'HE correspondante

- Le ravintsara

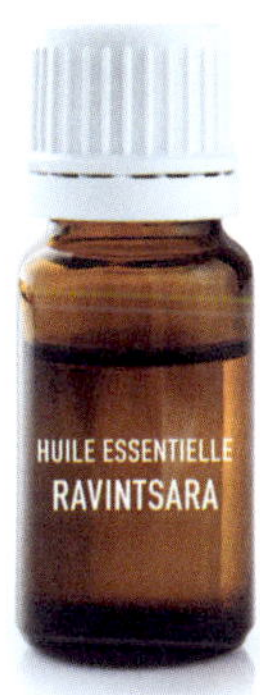

IMMUNITÉ FRAGILE

L'immunité est vitale puisqu'elle empêche que nous tombions malades. Elle lutte contre les microbes extérieurs, détecte et élimine les cellules anormales (qui pourraient devenir cancéreuses), prévient les surinfections lorsqu'on attrape un simple rhume, contrôle notre réaction au monde extérieur (allergies, inflammations...), etc.

En prévention, stimulez régulièrement les points « Immunité », sans oublier, évidemment, la zone côlon puisque le microbiote intestinal est l'organe immunitaire n° 1.

Les points à stimuler

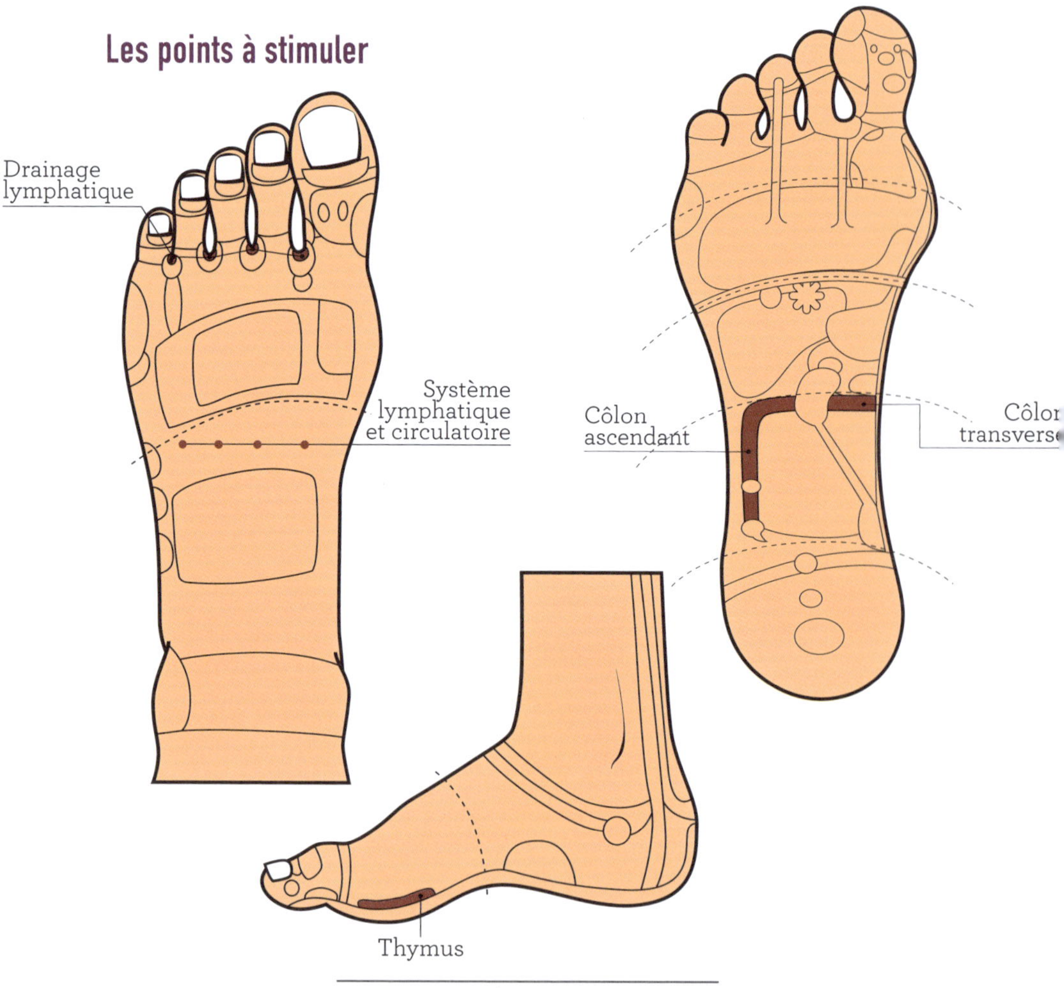

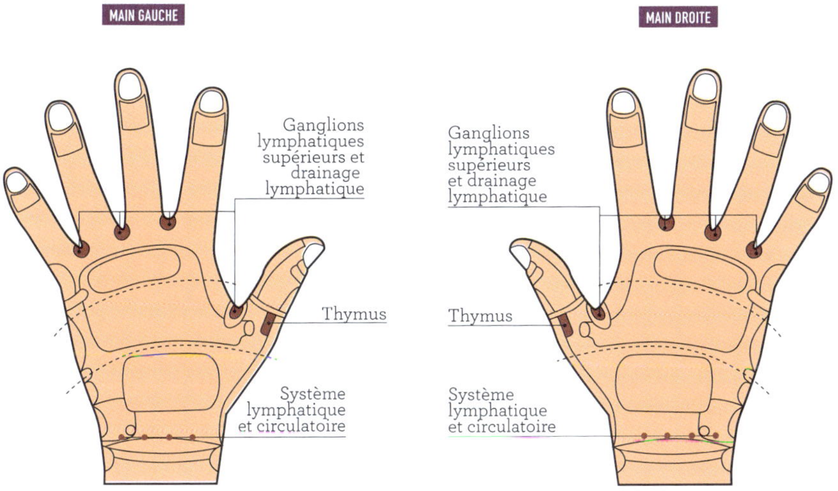

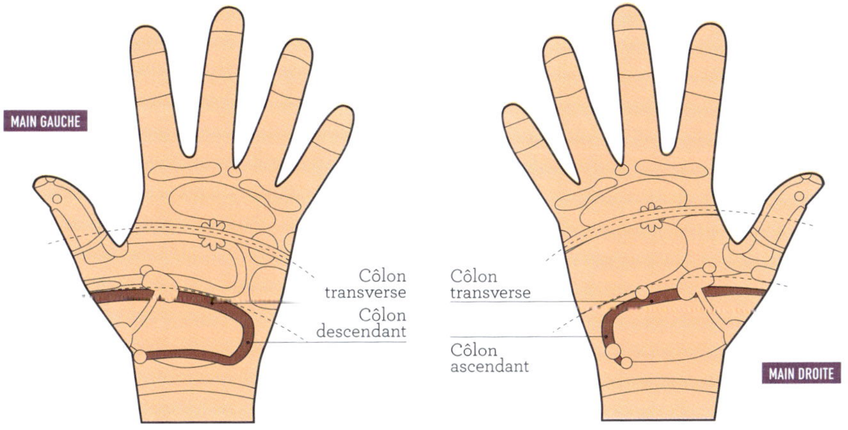

L'HE correspondante

- Le pin sylvestre

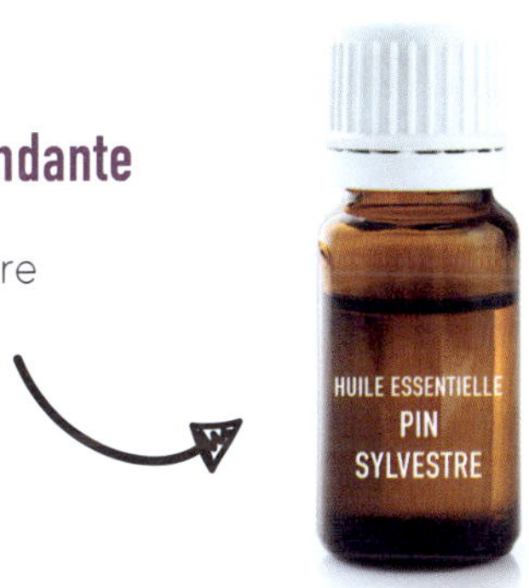

INSOMNIE

Évitez de compter les moutons, cet effort mental maintient éveillé ! Une petite séance de réflexologie aroma, en respirant au passage l'HE de lavande officinale dans la chaleur et l'obscurité du lit sera plus efficace...

Les points à stimuler

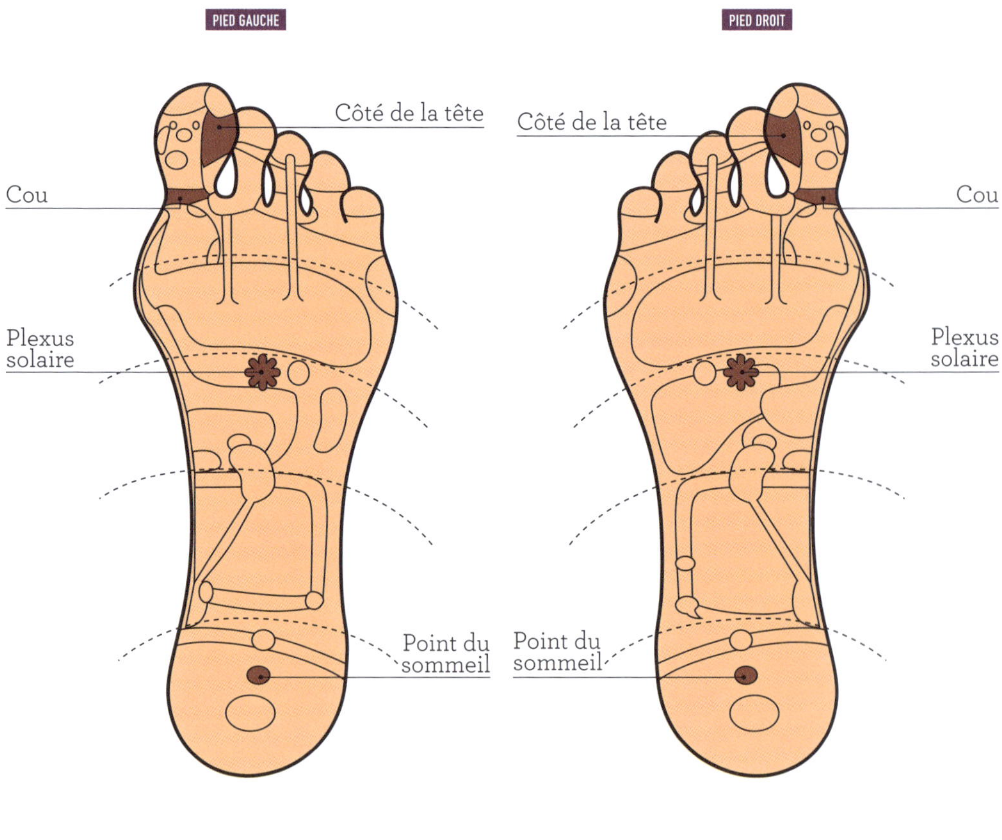

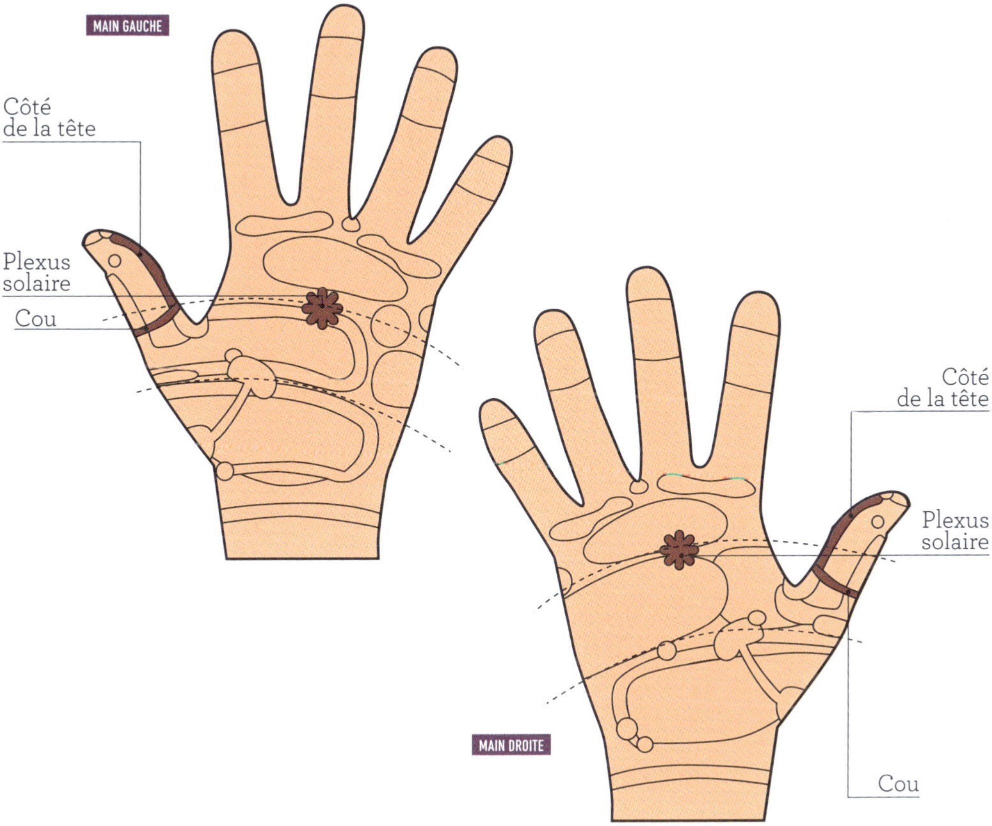

Les HE correspondantes

- La lavande officinale
- L'orange douce

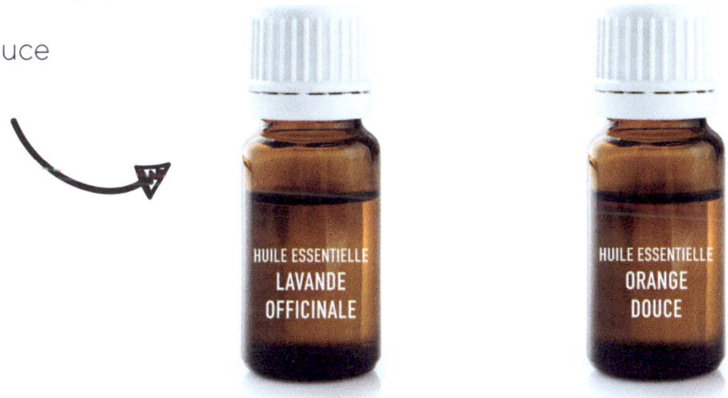

LANGUE DOULOUREUSE, BLOQUÉE, SANS SENSATIONS

Une douleur ou une sensation étrange, mille origines possibles, de l'aphte à l'ulcère en passant par « rien » de visible, de nombreuses causes peuvent en vouloir à cet organe habituellement si discret. Et si ça venait du nerf hypoglosse ?

Le point à stimuler

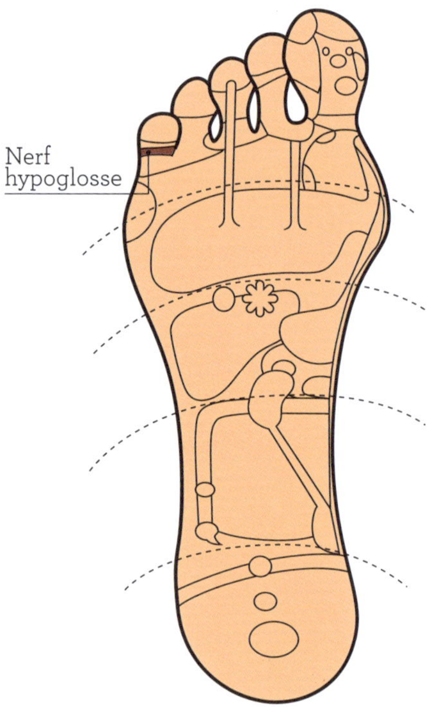

L'HE correspondante

- Le laurier noble

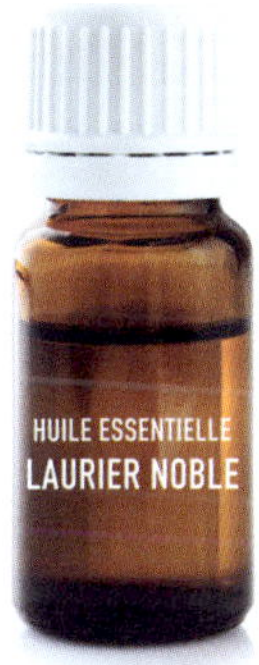

LENDEMAINS DE FÊTE (NAUSÉES, GUEULE DE BOIS...)

Hier c'était super. Aujourd'hui, moins bien... Retrouvez le sourire en stimulant votre foie, chargé du nettoyage complet de vos agapes, et promettez de ne plus recommencer !

Les points à stimuler

PIED DROIT

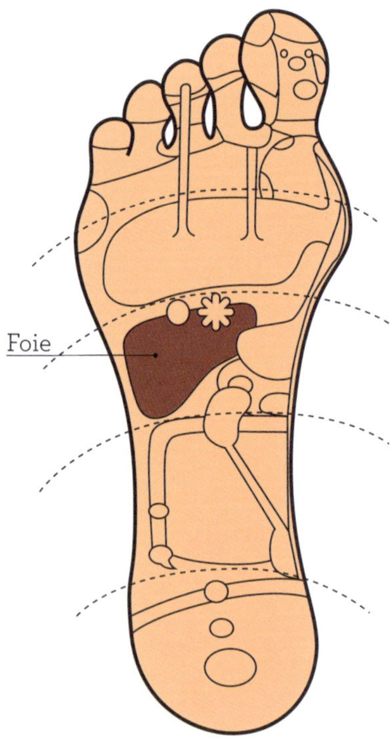

MAIN DROITE

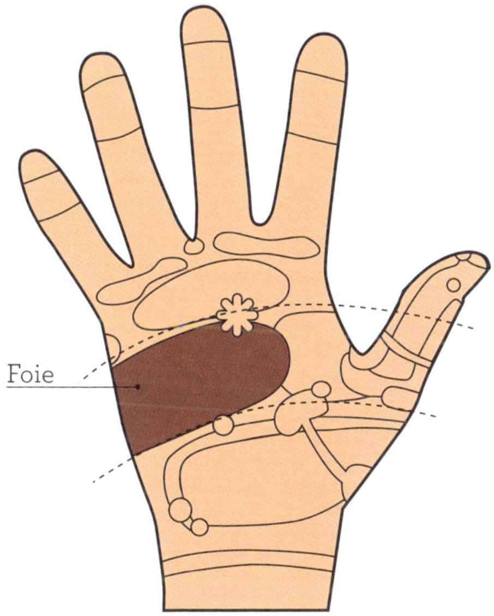

Les HE correspondantes

- La menthe poivrée et/ou le citron

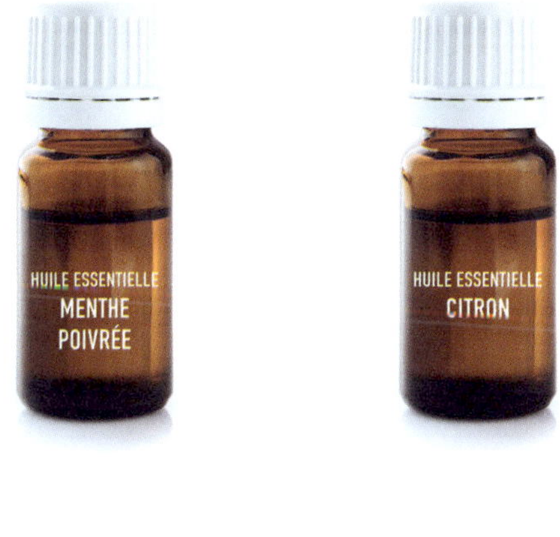

LIBIDO, DIFFICULTÉS SEXUELLES, BLOCAGES...

La libido est fragile, parfois capricieuse. Elle ne s'allume pas sur commande à l'aide d'un bouton magique « on/off », mais se réveille doucement, si toutes les conditions sont réunies pour. D'où un certain nombre de points réflexes à stimuler.

Les points à stimuler

Femme

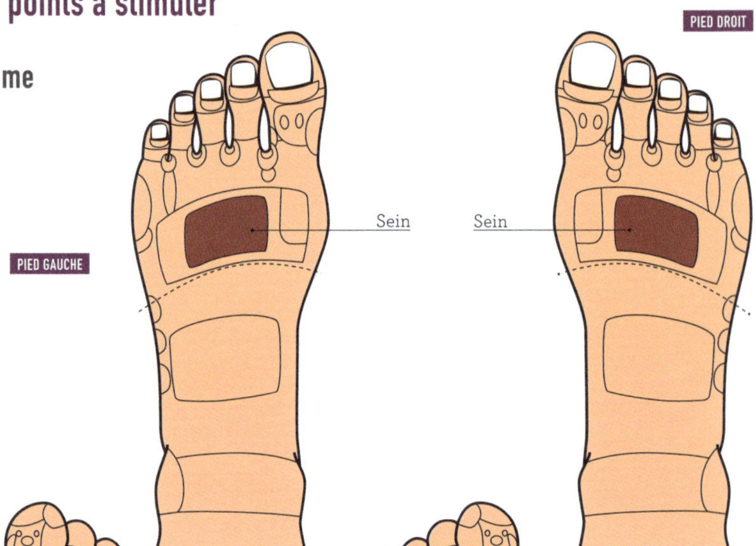

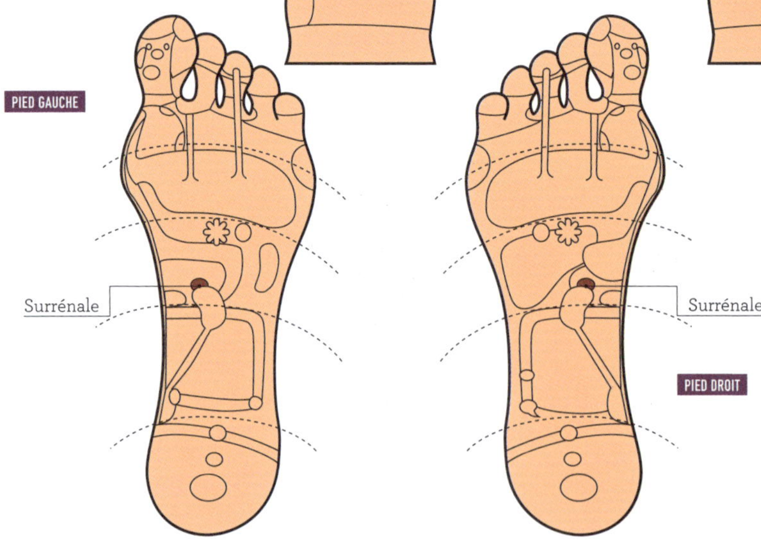

PIED GAUCHE

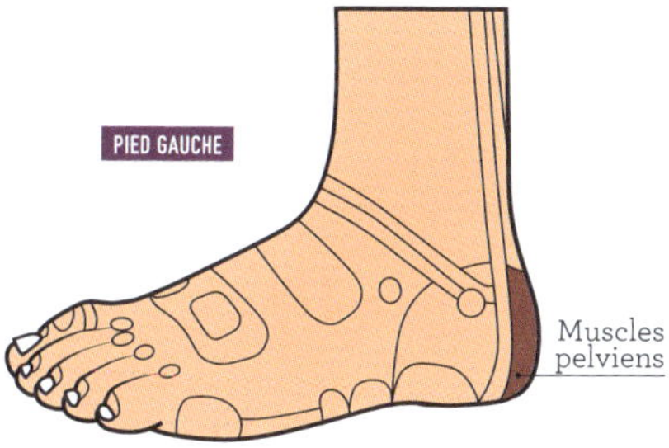

PIED DROIT

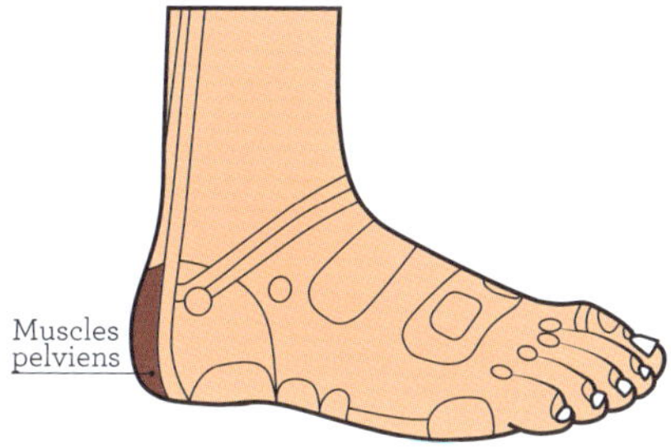

MAIN GAUCHE

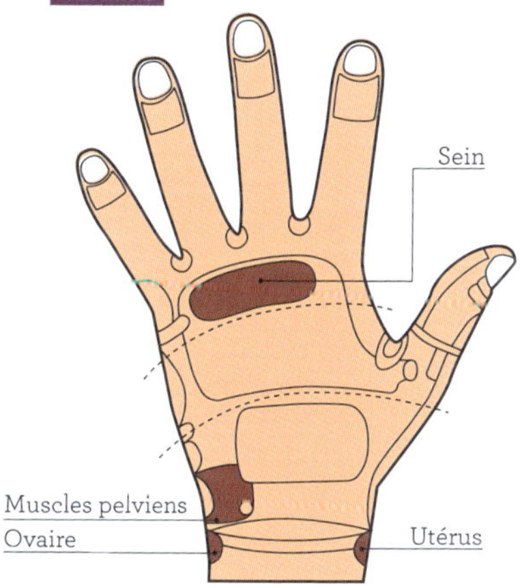

MAIN DROITE

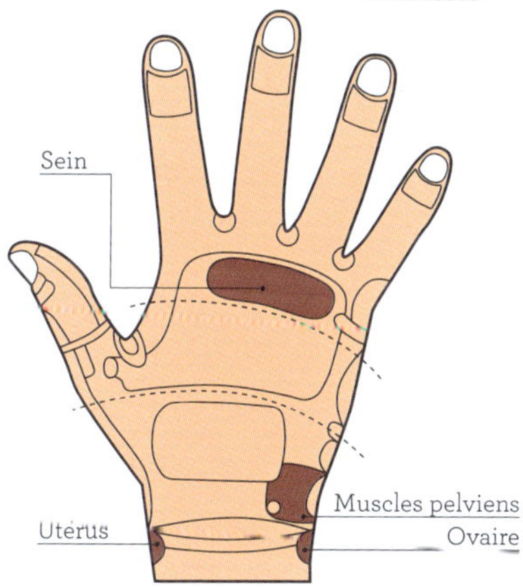

MAIN GAUCHE

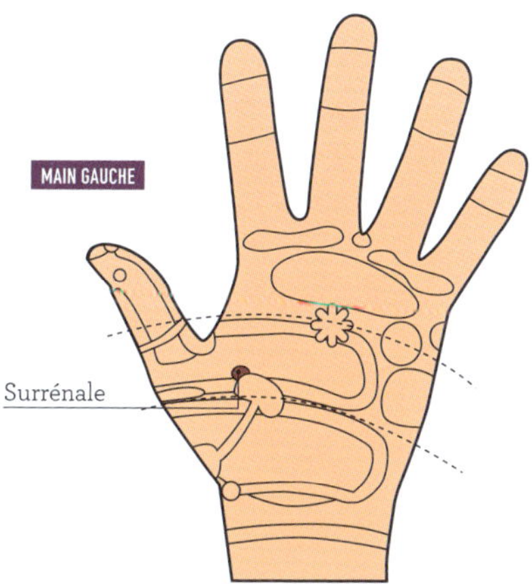

MAIN DROITE

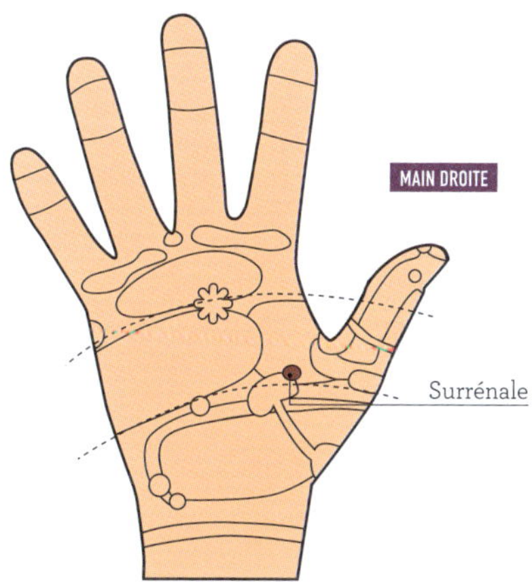

Homme

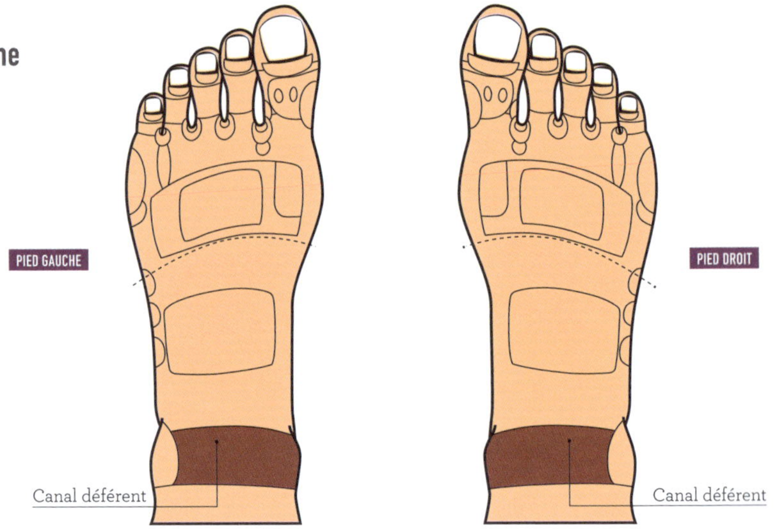
PIED GAUCHE
PIED DROIT
Canal déférent
Canal déférent

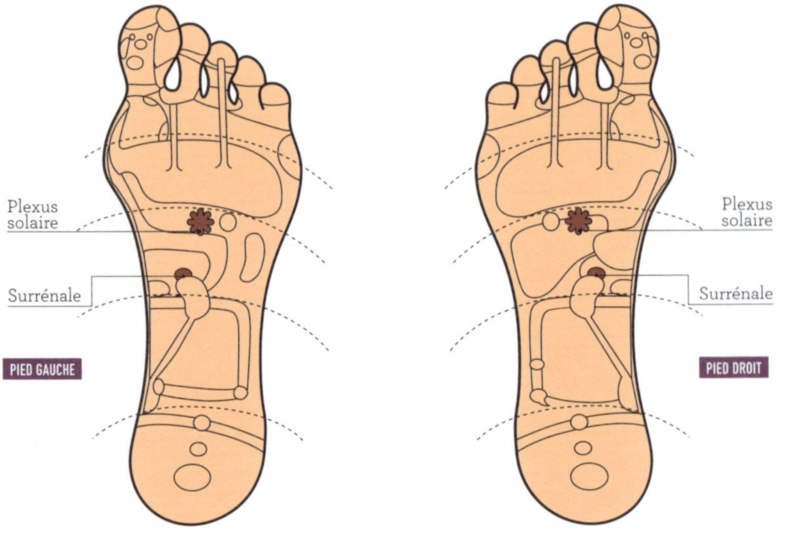
Plexus solaire
Surrénale
PIED GAUCHE
Plexus solaire
Surrénale
PIED DROIT

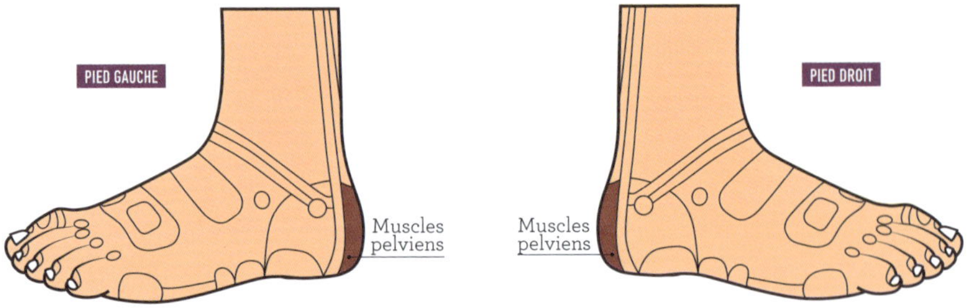
PIED GAUCHE
Muscles pelviens
PIED DROIT
Muscles pelviens

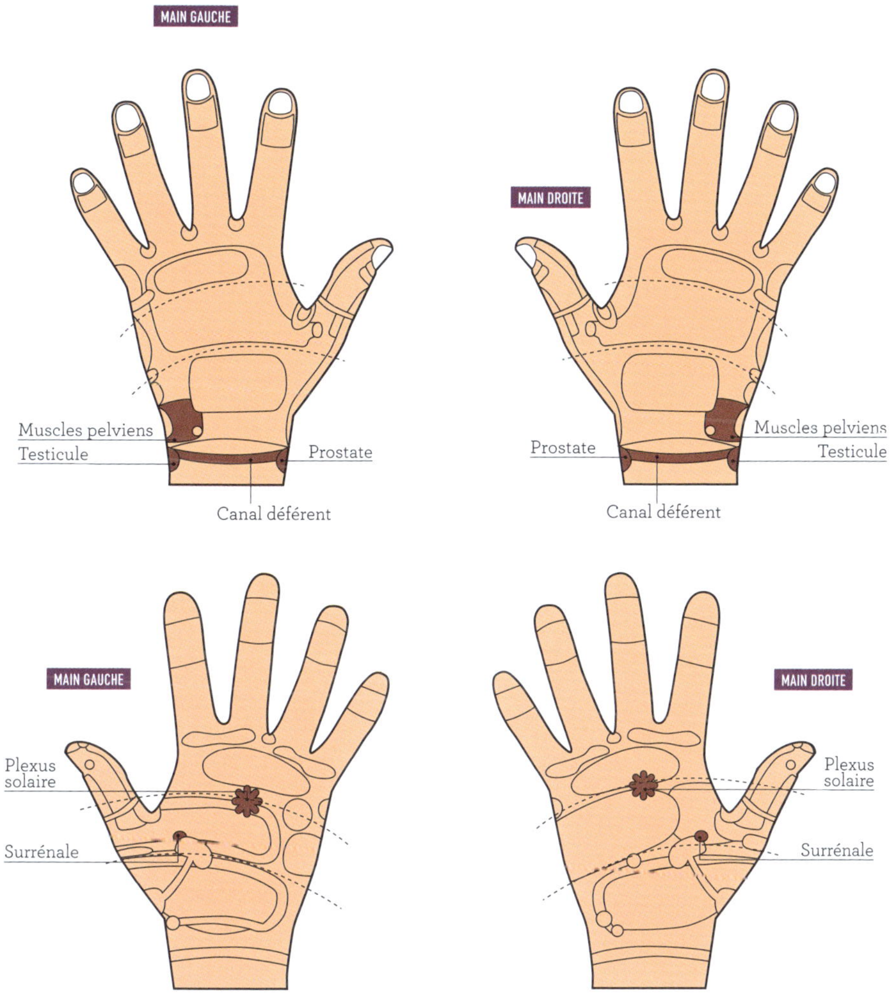

Les HE correspondantes

- Femmes : la rose de Damas
- Hommes : l'ylang-ylang

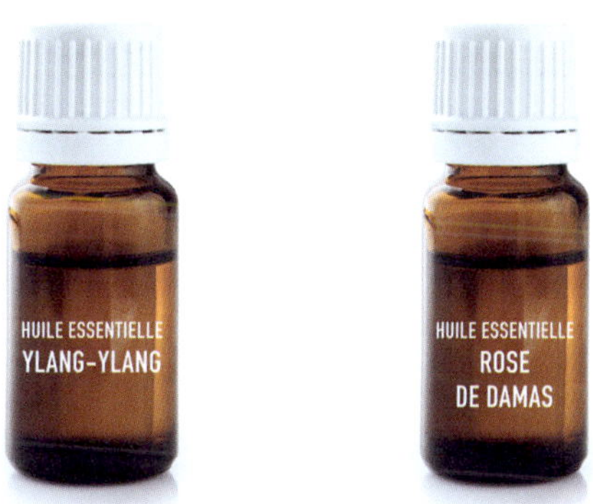

MAL À L'ÉPAULE

La zone réflexe « épaule » comprend également les muscles entourant cette articulation. Une courbature locale, par exemple, sera traitée en suivant les conseils de cette page.

Les points à stimuler

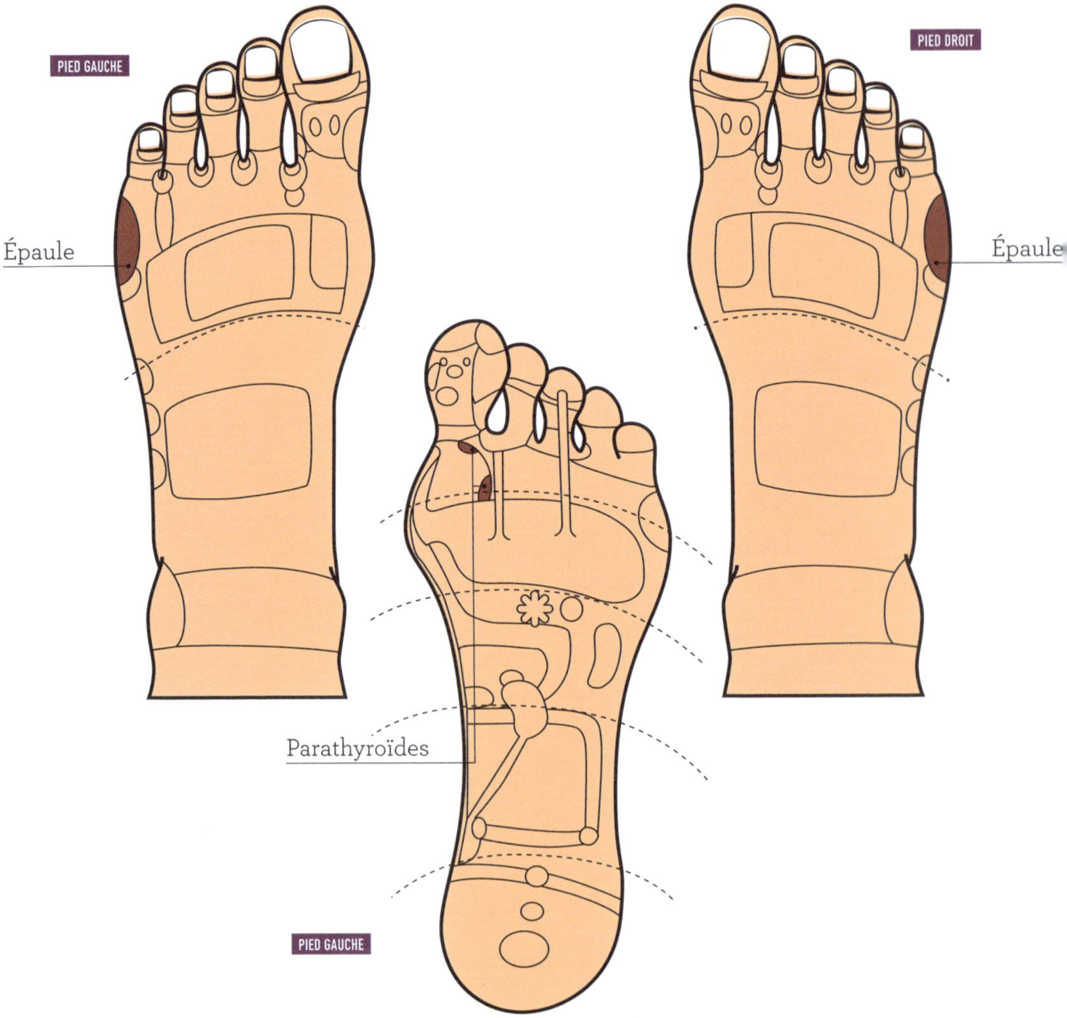

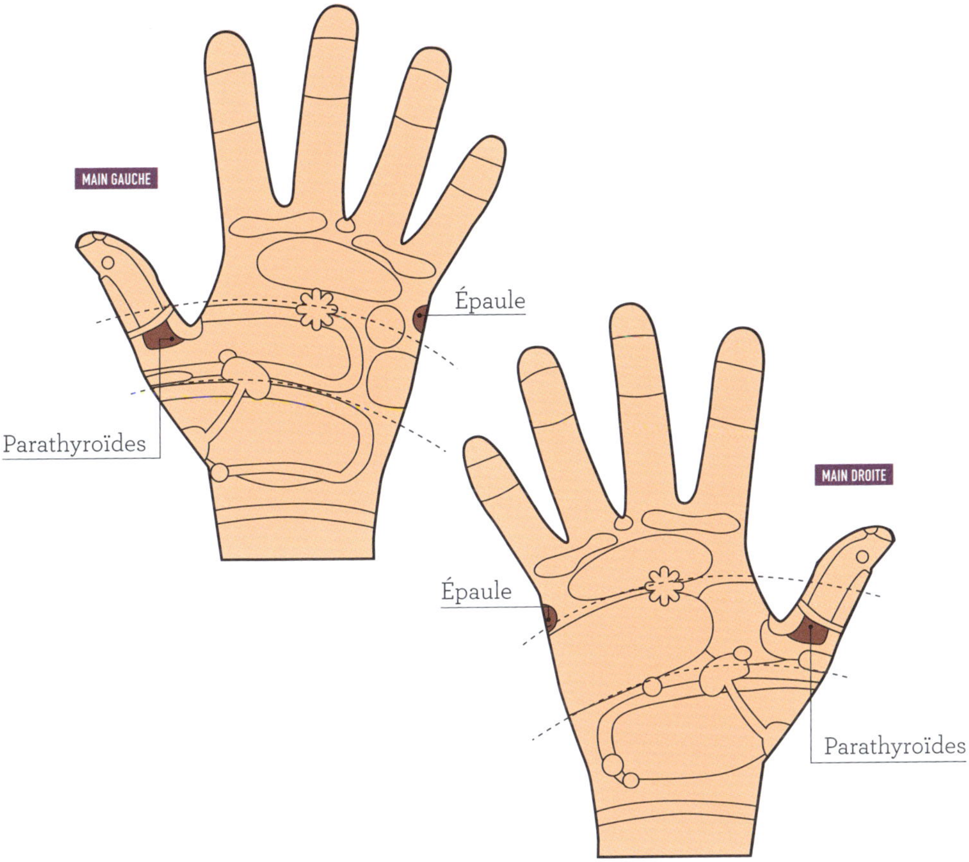

Les HE correspondantes

- La lavande officinale ou le laurier noble ou encore la menthe poivrée

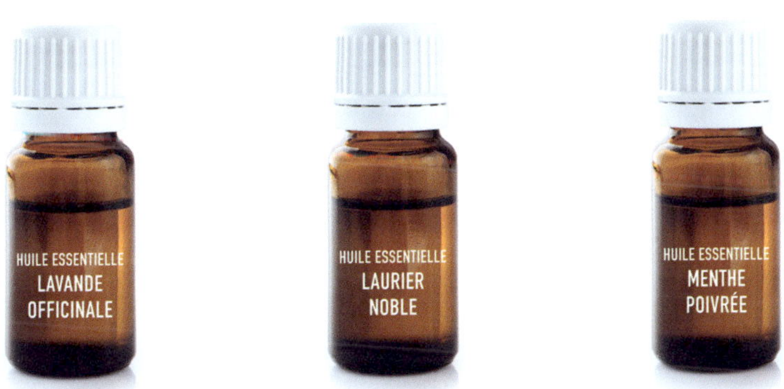

MAL À LA GORGE

Si c'est un simple mal de gorge, comme une fatigue suite à une prise de parole un peu longue, le point « Gorge » suffit. Si vous sentez que vous avez « attrapé quelque chose » et qu'en plus vous êtes fragile, avec une tendance à faire des angines, mieux vaut stimuler l'ensemble des points proposés.

Les points à stimuler

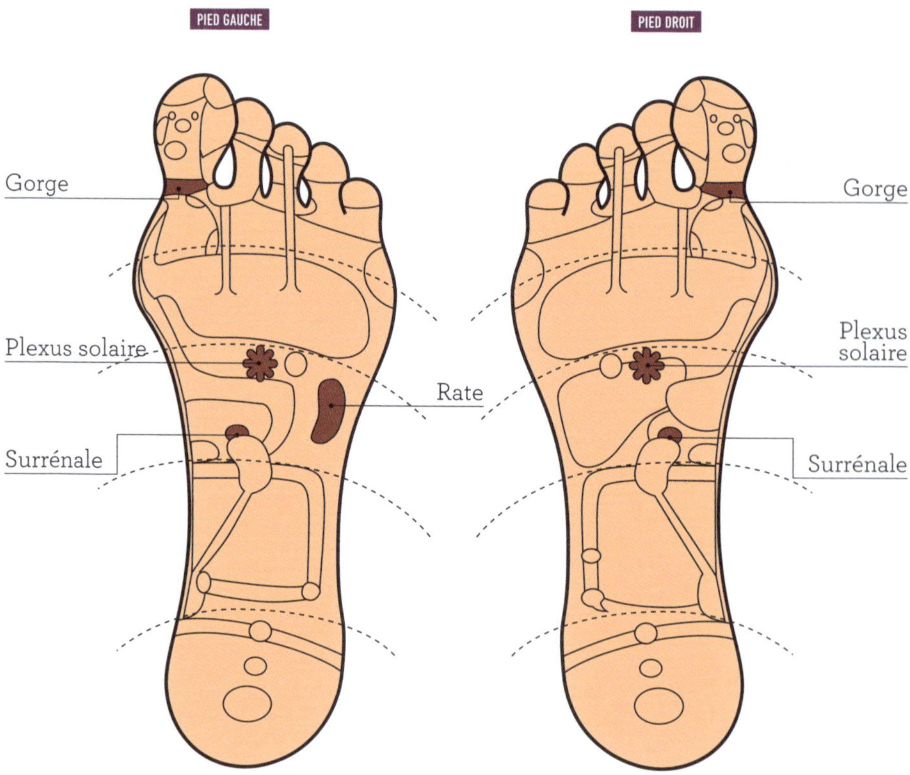

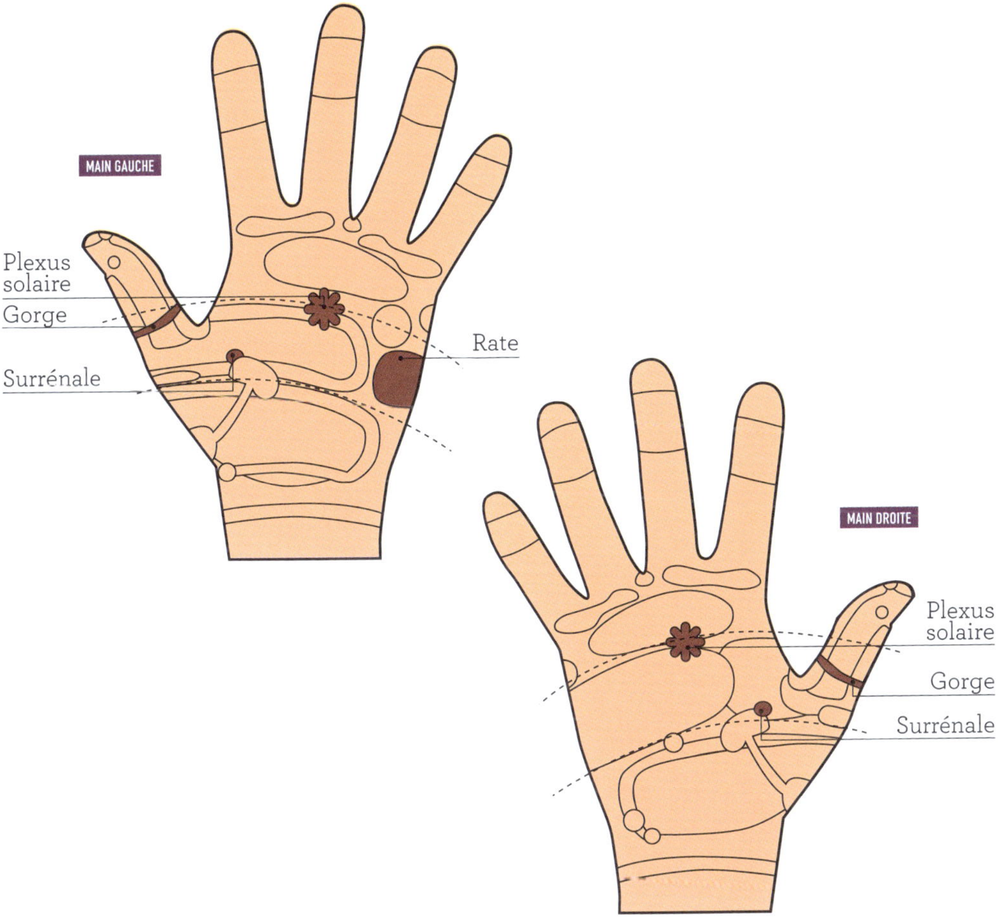

L'HE correspondante

- L'eucalyptus radié

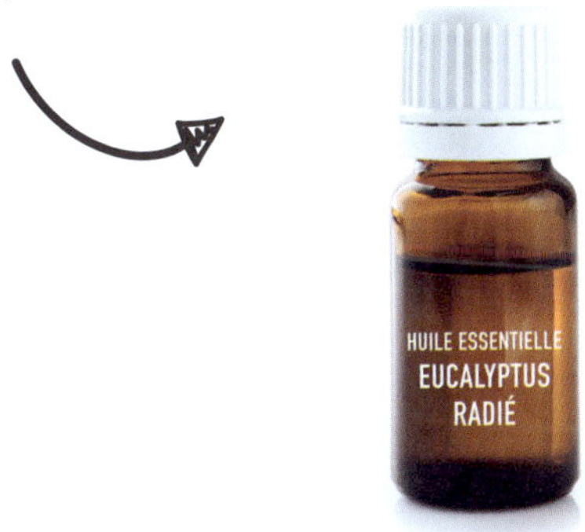

MAL AU BRAS, AU COUDE

Une douleur au bras peut être terriblement handicapante pour les gestes les plus simples de la vie quotidienne. Le coude, notamment, subit de plein fouet la révolution informatique et le paie durement de sa personne : l'usage intensif de la souris d'ordinateur le sollicite outrageusement, ainsi que les épaules. Ce type de douleur répond justement bien aux massages énergétiques aroma, à condition d'être constant dans les soins. Et, naturellement, de changer de position dans votre travail avec la souris (repose-poignet, nouvelle souris...).

Les points à stimuler

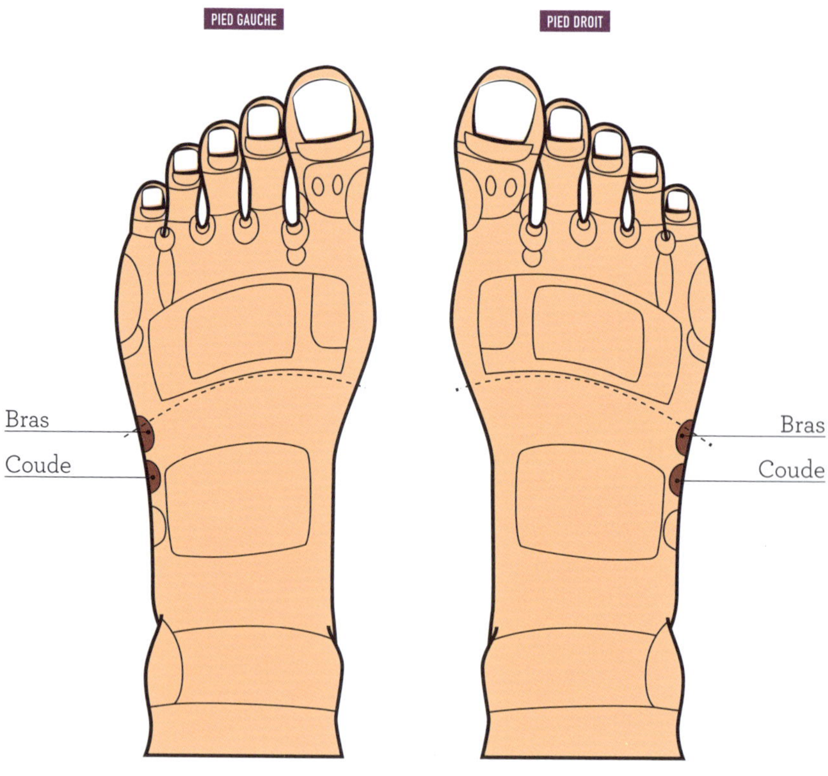

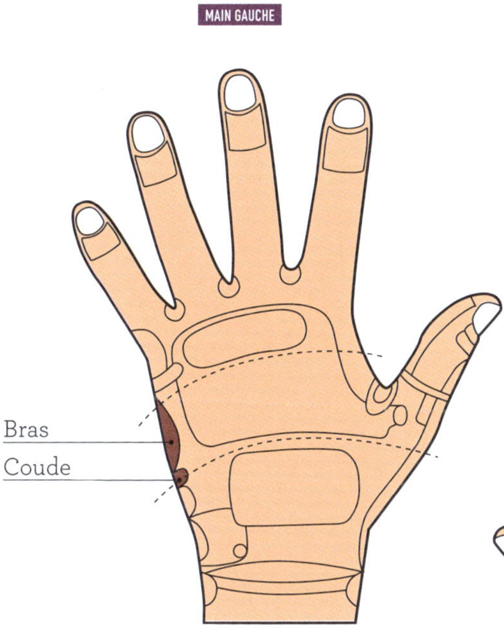

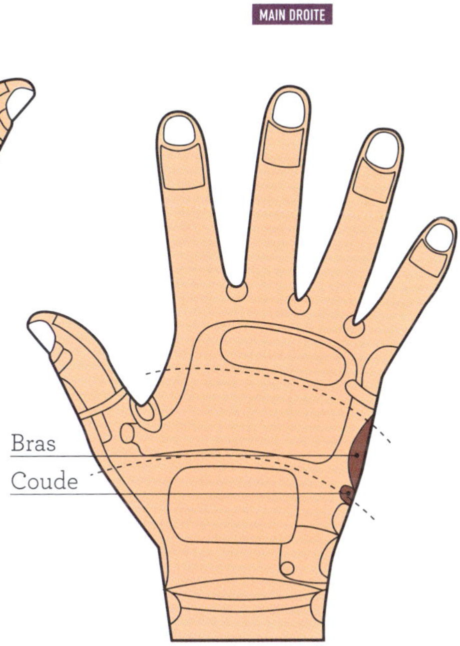

L'HE correspondante

- La gaulthérie couchée

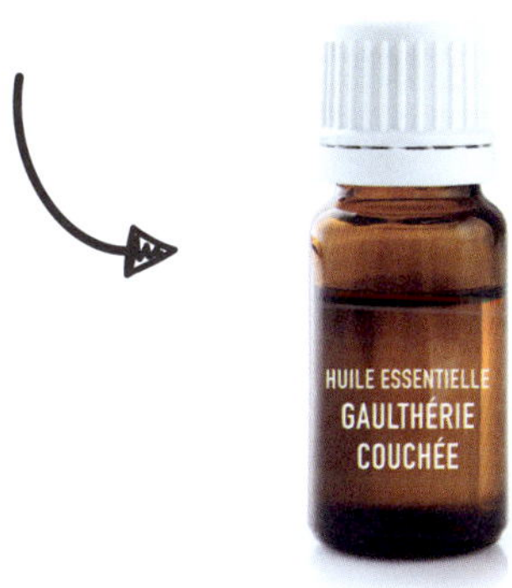

MAL AU DOS

La plupart des maux de dos disparaîtraient si l'on faisait davantage d'activité physique, d'étirements, d'aquagym. En attendant (ou en complément), les points réflexes peuvent aider, notamment en prévention, car c'est souvent l'accumulation de petites tensions qui se muent, un jour, en blocage ou douleur forte, en contracture magistrale empêchant jusqu'à respirer. En les éliminant jour après jour, elles n'auront pas le temps de faire de dégâts.

Les points à stimuler

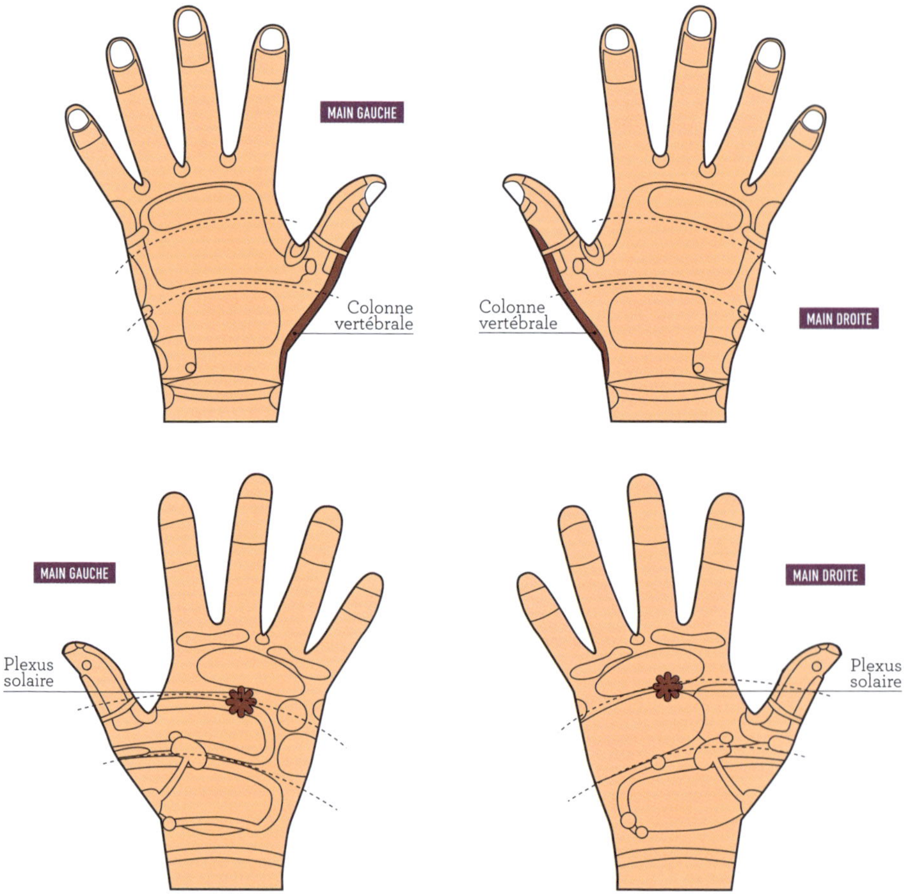

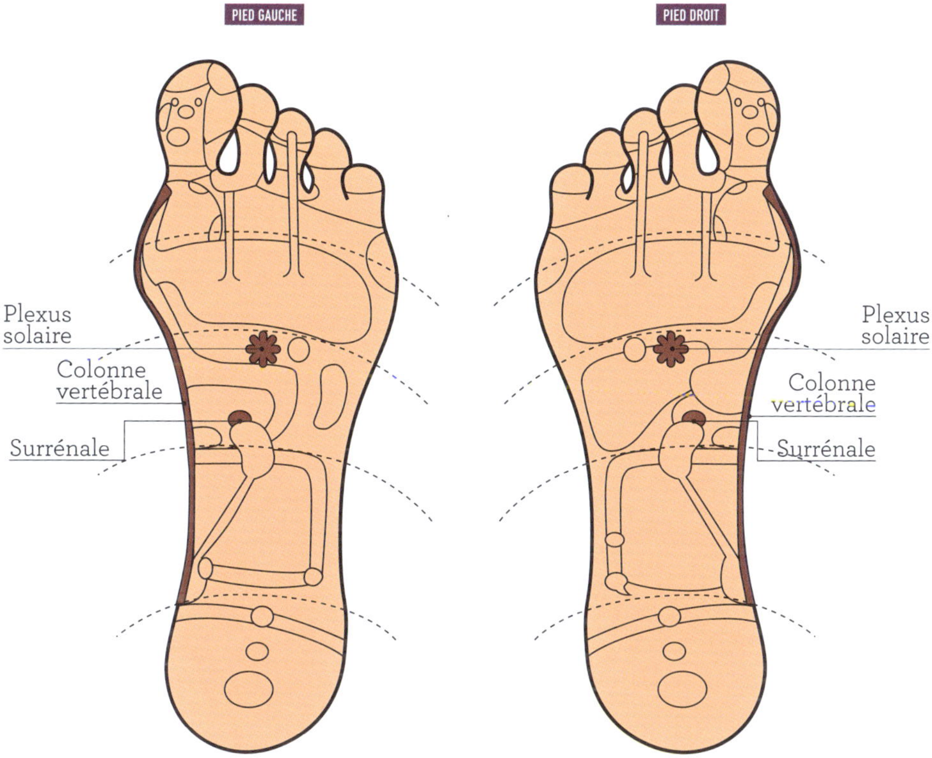

L'HE correspondante

- Le laurier noble

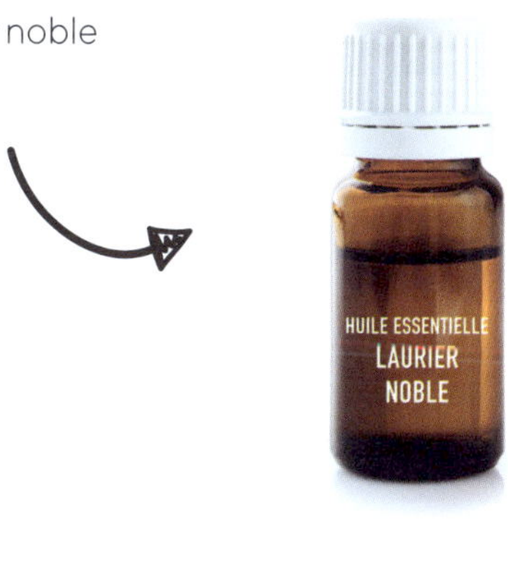

MAL AUX DENTS

Le mal de dents impose absolument des soins dentaires rapides en cas d'infection, de malposition, de douleur qui ne cède pas en quelques heures/jours d'automédication. En attendant, travaillez les zones réflexes adéquates. Commencez par étirer les orteils un coup à gauche, un coup à droite, en vous intéressant plus spécialement à celui qui concerne votre dent malade.

Les points à stimuler

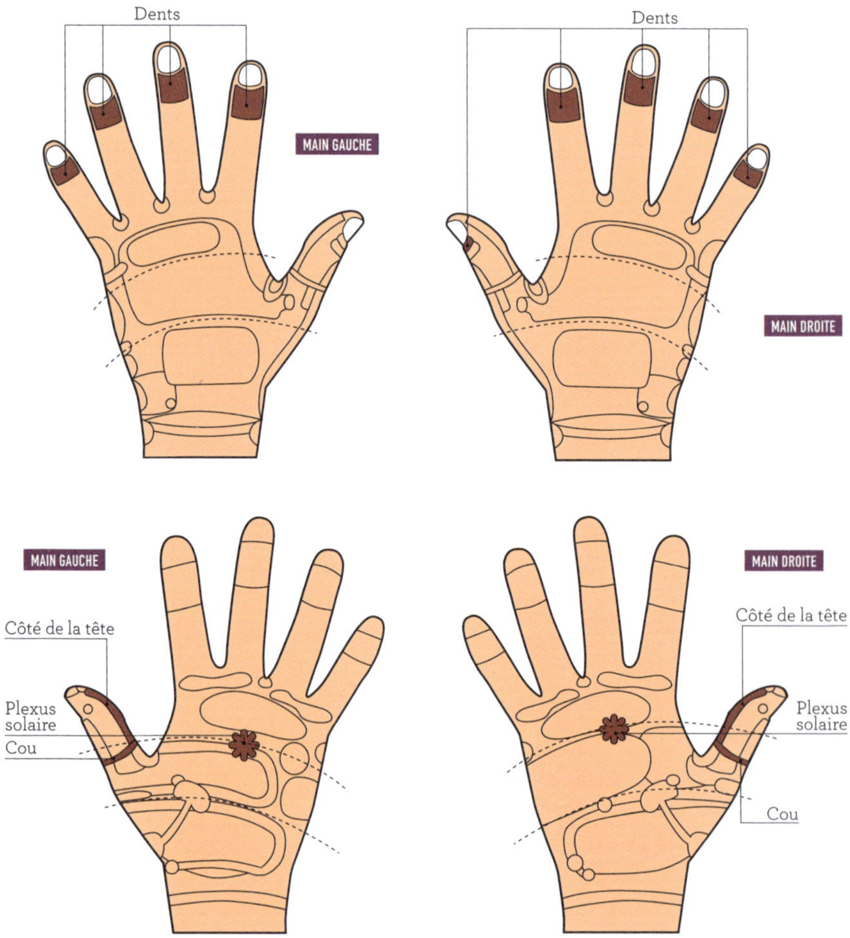

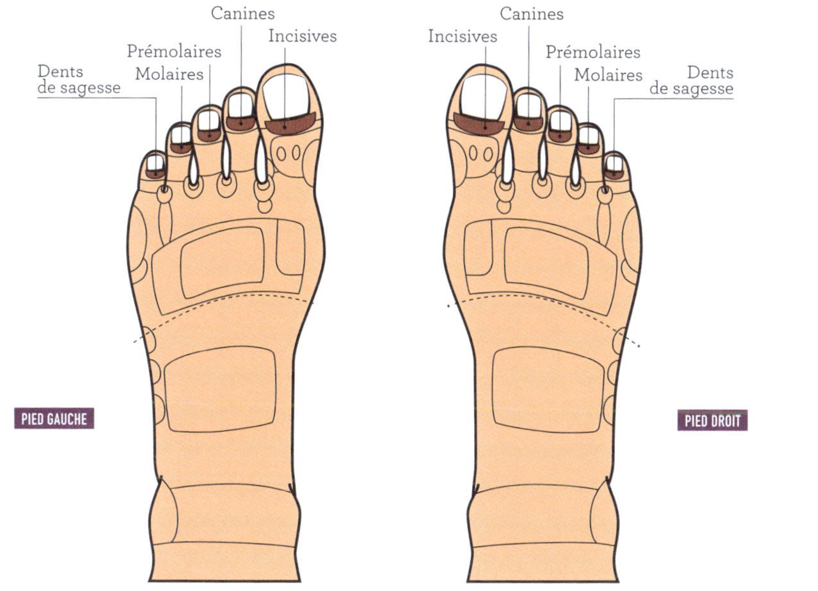

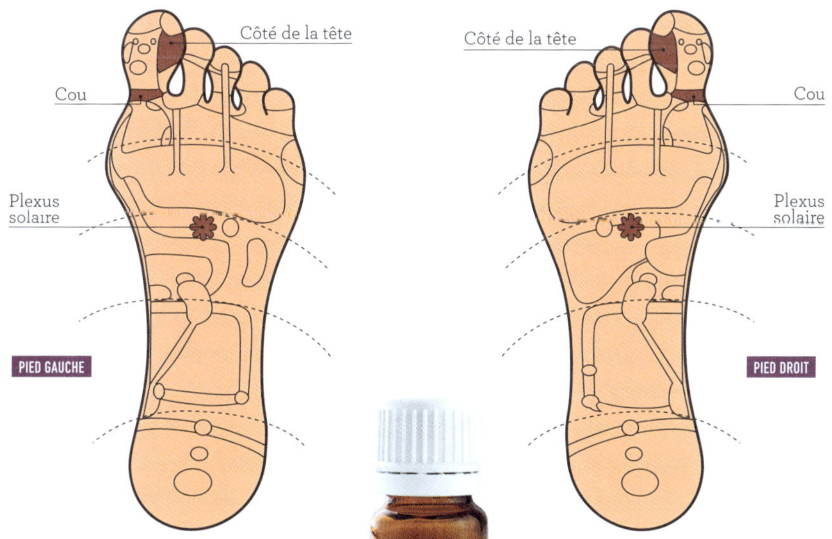

L'HE correspondante

- La camomille romaine

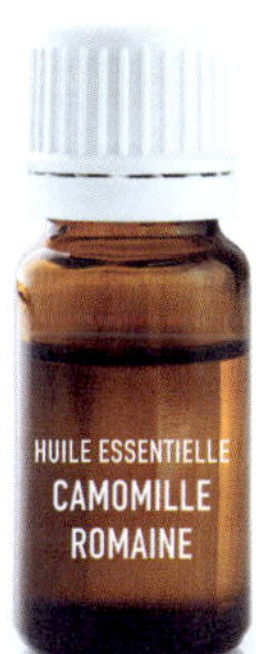

MAL AU GENOU

Les misères que peuvent nous infliger nos genoux sont sans limites... mais avouez que nous aussi, nous les maltraitons souvent. Signez un pacte de paix en travaillant la zone réflexe du genou, sur le côté du pied. Tant que vous y êtes, stimulez aussi celle des hanches, juste à côté. Souvent, lorsque le genou souffre, la hanche trinque au passage car la posture est déséquilibrée.

Les points à stimuler

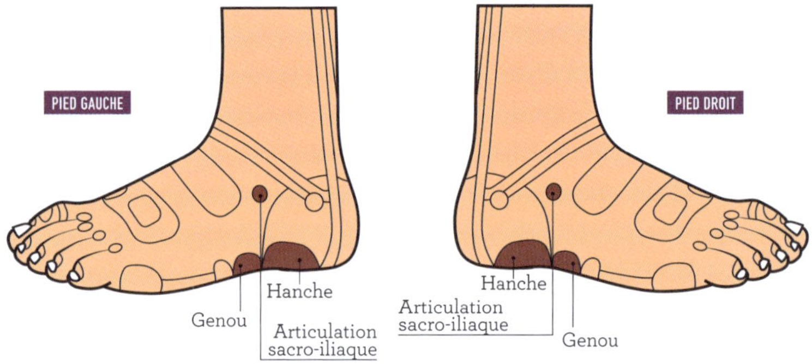

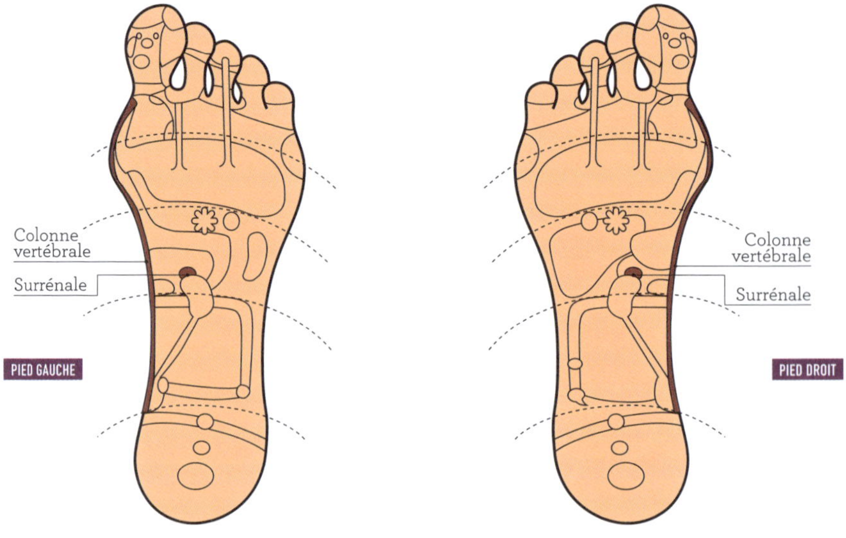

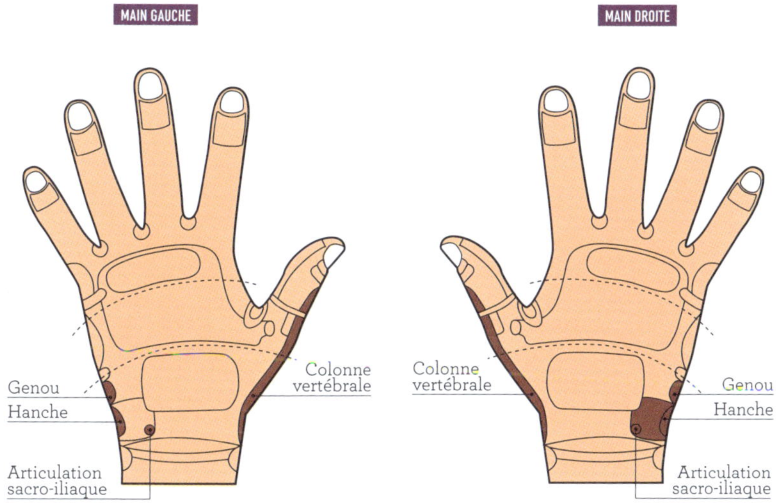

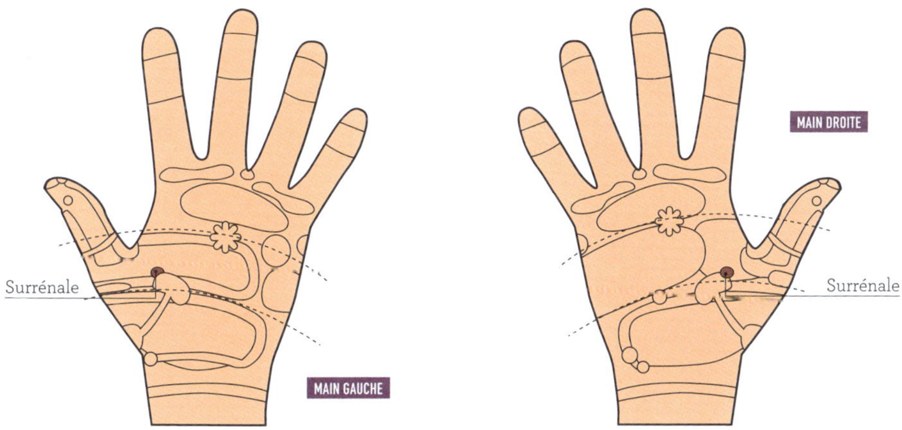

L'HE correspondante

- La gaulthérie couchée

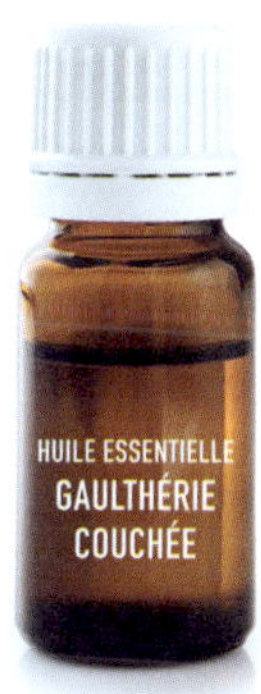

MAL À LA HANCHE

Parfois, les problèmes de hanche viennent du genou ou de la cheville... et remontent jusqu'à la tête (migraines). Parfois, c'est l'inverse : une malposition dentaire perturbe l'ensemble des articulations de la stature, hanches comprises. Le message : ne vous limitez pas aux zones réflexes de cette page, menez l'enquête avec un ostéopathe, un chiropracteur ou un kinésithérapeute pour travailler aussi les zones complémentaires qui vous concernent.

Les points à stimuler

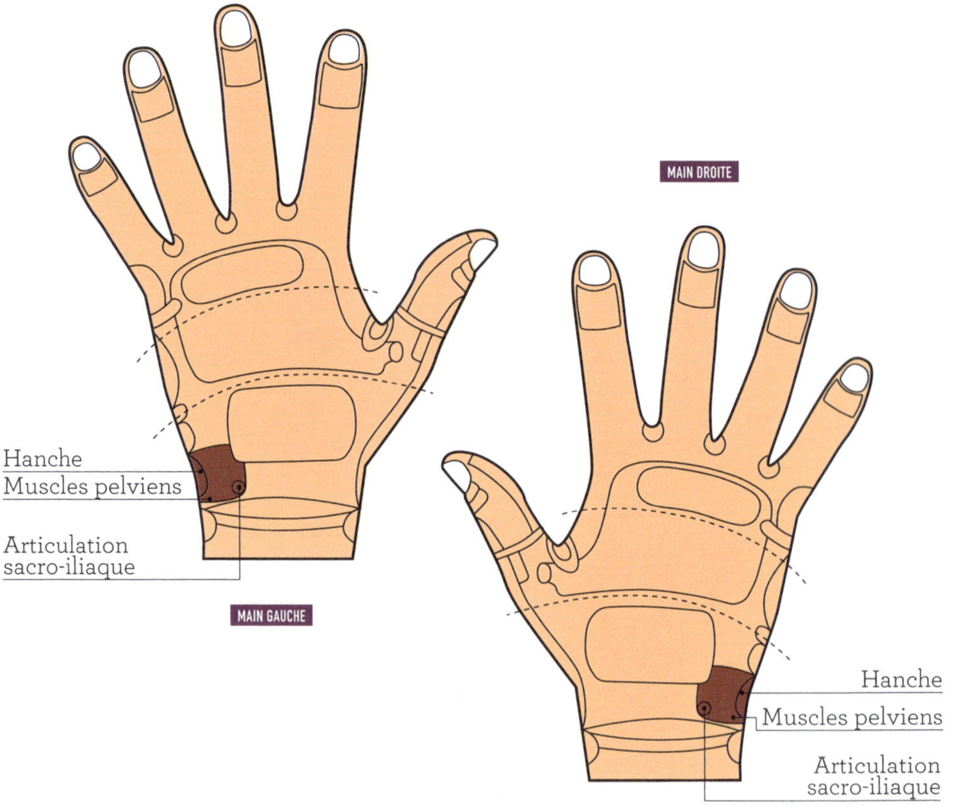

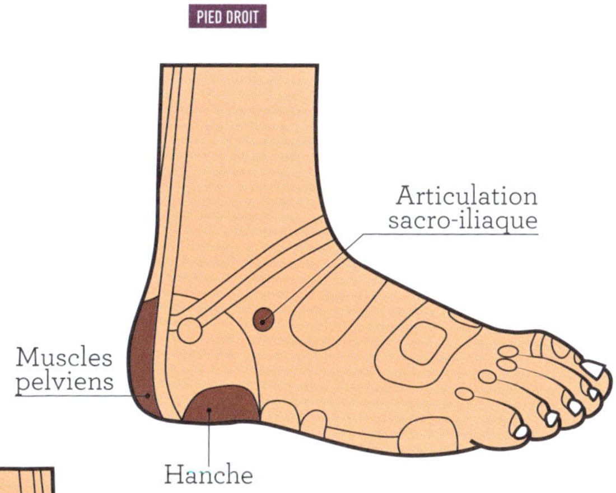

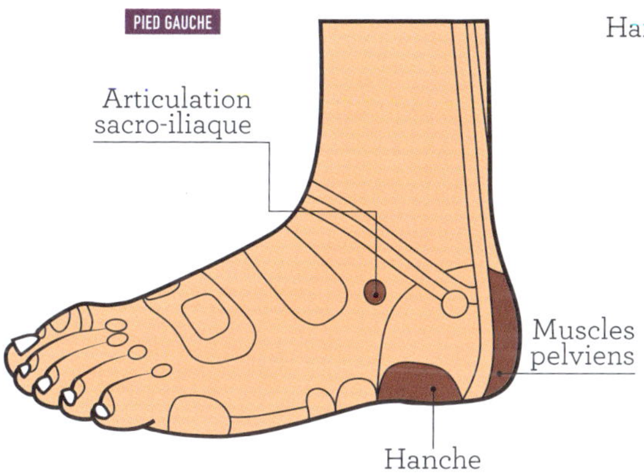

L'HE correspondante

- Le laurier noble

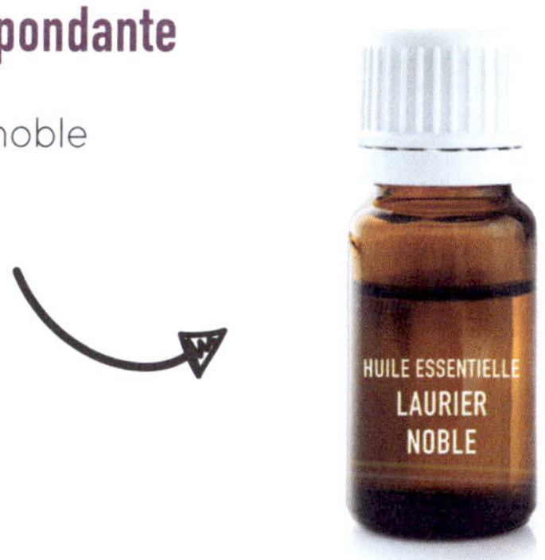

MAL DE TÊTE, MIGRAINE

Froid, chaud, manque d'air, fièvre, stress, digestion difficile, fatigue, mauvaise nouvelle, chocolat, sinusite, surmenage intellectuel, trop d'odeurs ou de lumière... tout cela peut donner mal à la tête ! Stimulez les points « migraine ». Vous devez sentir comme des petites boules à cet endroit précis du gros orteil. Un stylo-bille à bout rond peut vous aider à travailler avec précision cette microzone.

Les points à stimuler

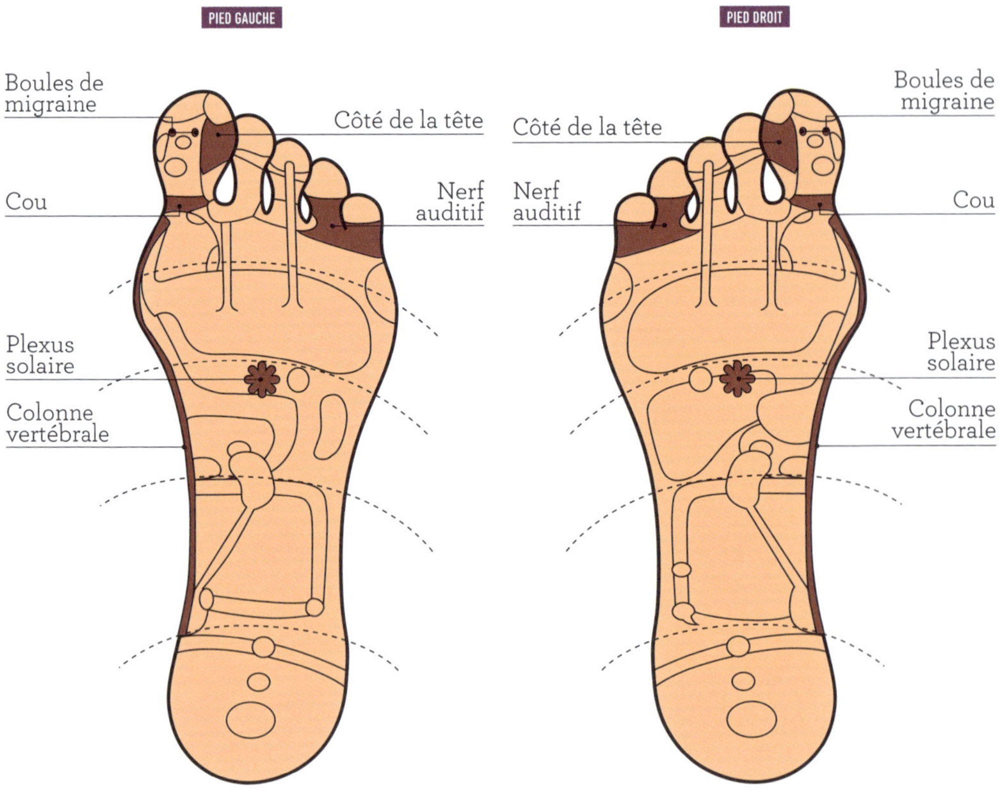

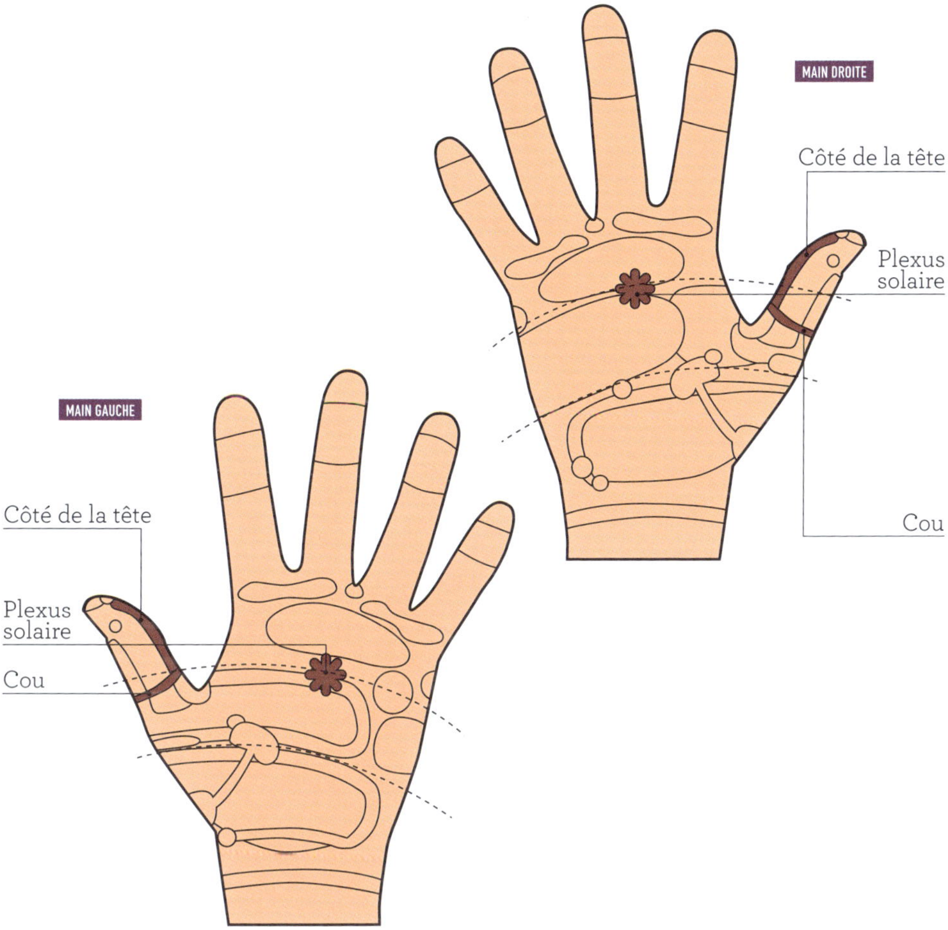

L'HE correspondante

- La menthe poivrée

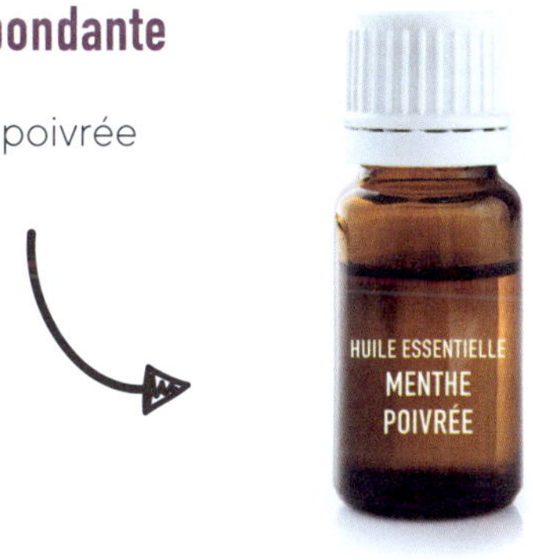

PERTE DE L'ODORAT (ANOSMIE) ET/OU DU GOÛT (AGUEUSIE)

De nombreuses infections respiratoires (dont le célèbre Covid-19) peuvent y mener, mais aussi bien d'autres choses, comme un accident sportif ou de la route par exemple.

Les points à stimuler

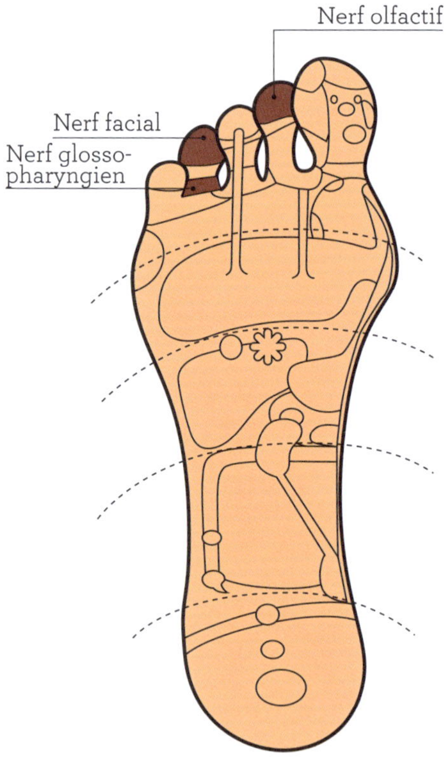

Les HE correspondantes

- La menthe poivrée ou la lavande officinale

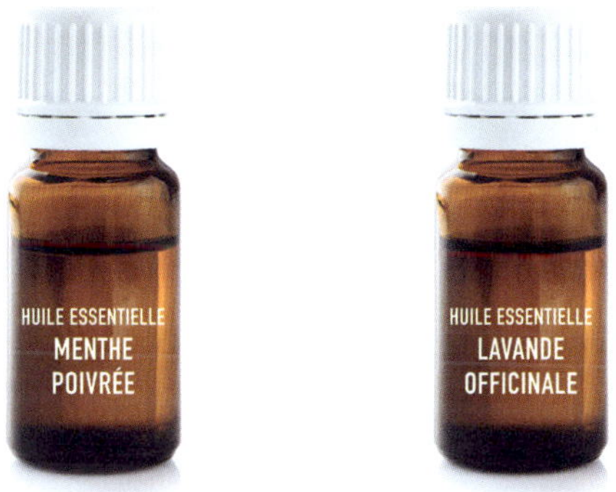

PEURS

Peur de tout, de rien, d'une chose en particulier ? Explorez cette voie pour essayer de trouver une certaine sérénité.

Les points à stimuler

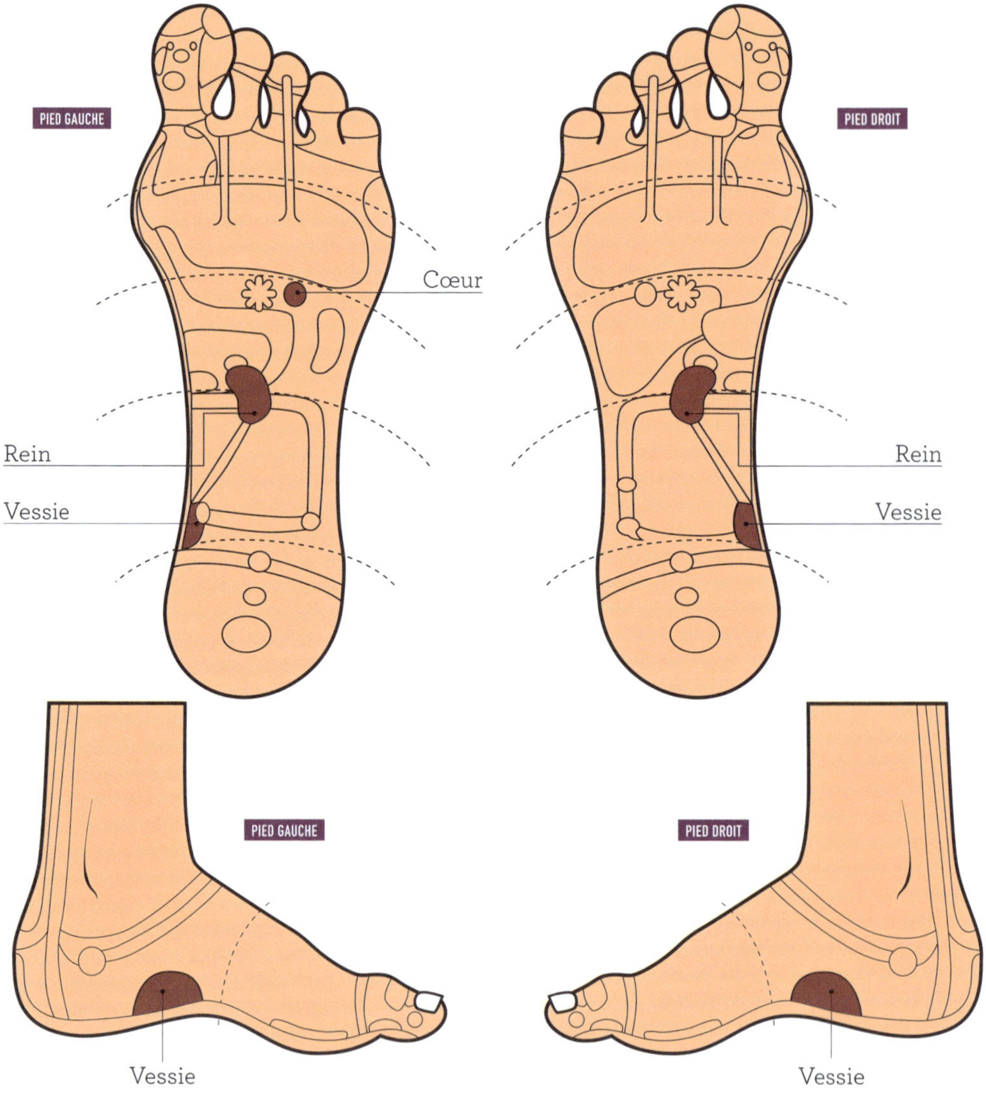

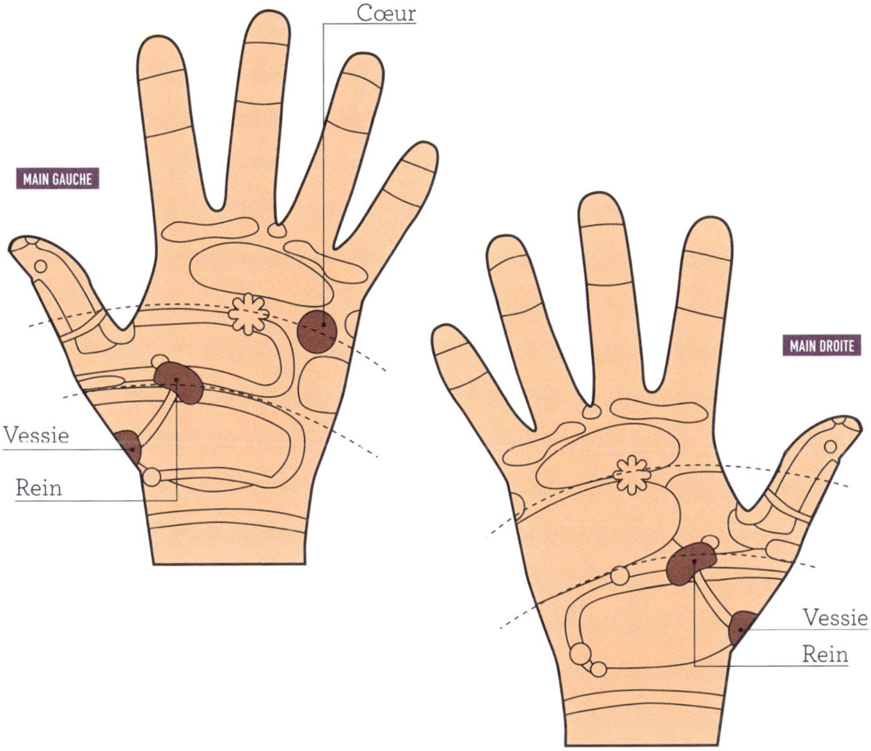

Les HE correspondantes

- La camomille romaine ou le laurier noble (antitrac, si peur d'échouer à un examen, un rendez-vous, un entretien de recrutement...)

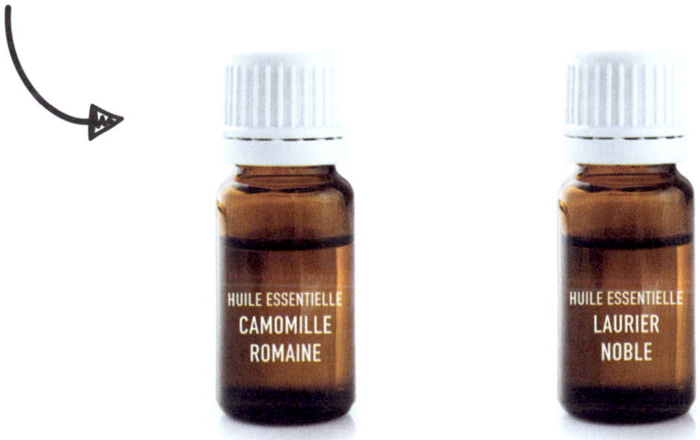

PROBLÈMES DE PEAU

Quel que soit votre problème de peau, travaillez les zones réflexes « détox » car avant tout, souvenez-vous que ce qui se voit à l'extérieur reflète l'intérieur. Autrement dit si ce n'est pas très « propre » dedans... cela se voit comme le nez au milieu de la figure !

Les points à stimuler

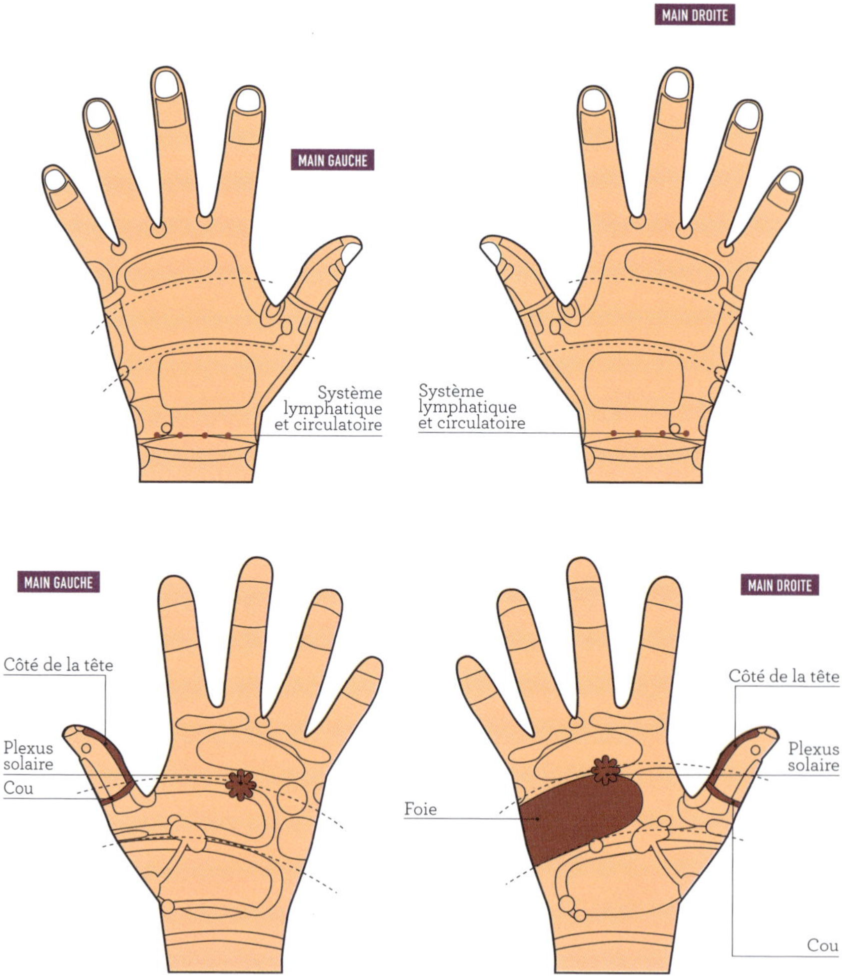

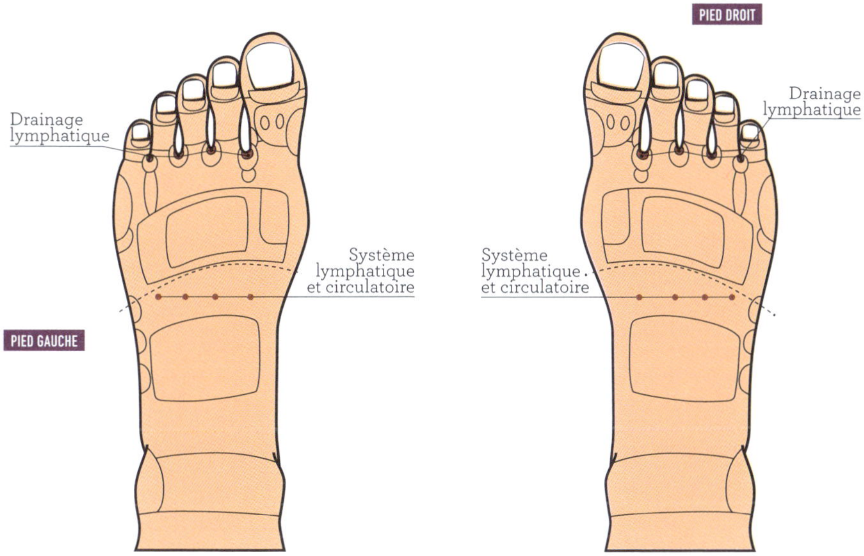

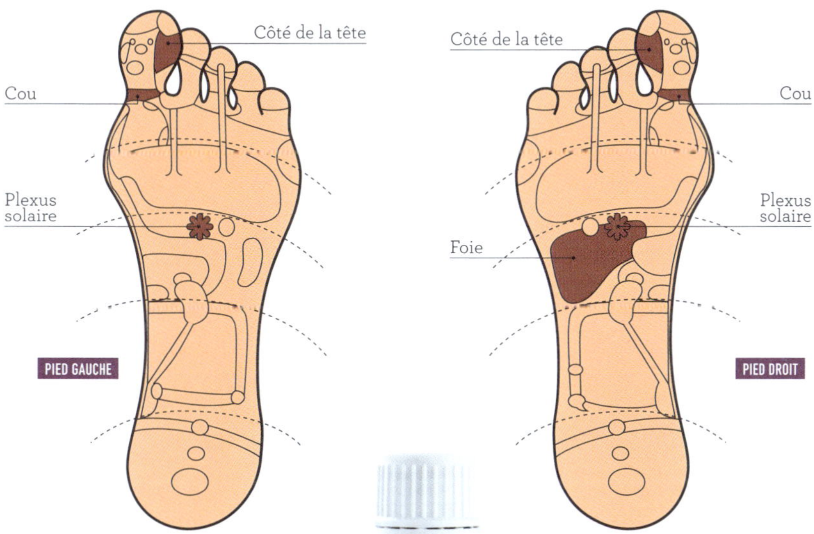

L'HE correspondante

- La livèche

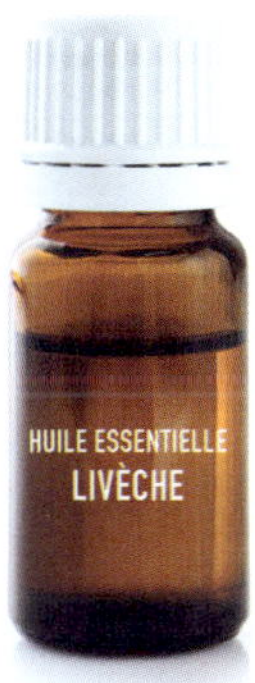

RHUME (ET RHUME DES FOINS, NEZ BOUCHÉ/ QUI COULE)

Le rhume ne se limite pas au nez qui coule. Un ensemble de micro-événements forment une coalition pour perturber vos jours et vos nuits. En dehors des zones réflexes tête/sinus, stimulez celles dédiées à l'inflammation (= surrénales) et à l'immunité (= glandes lymphatiques). Ces points sont également à travailler en cas de nez bouché ou qui coule.

Les points à stimuler

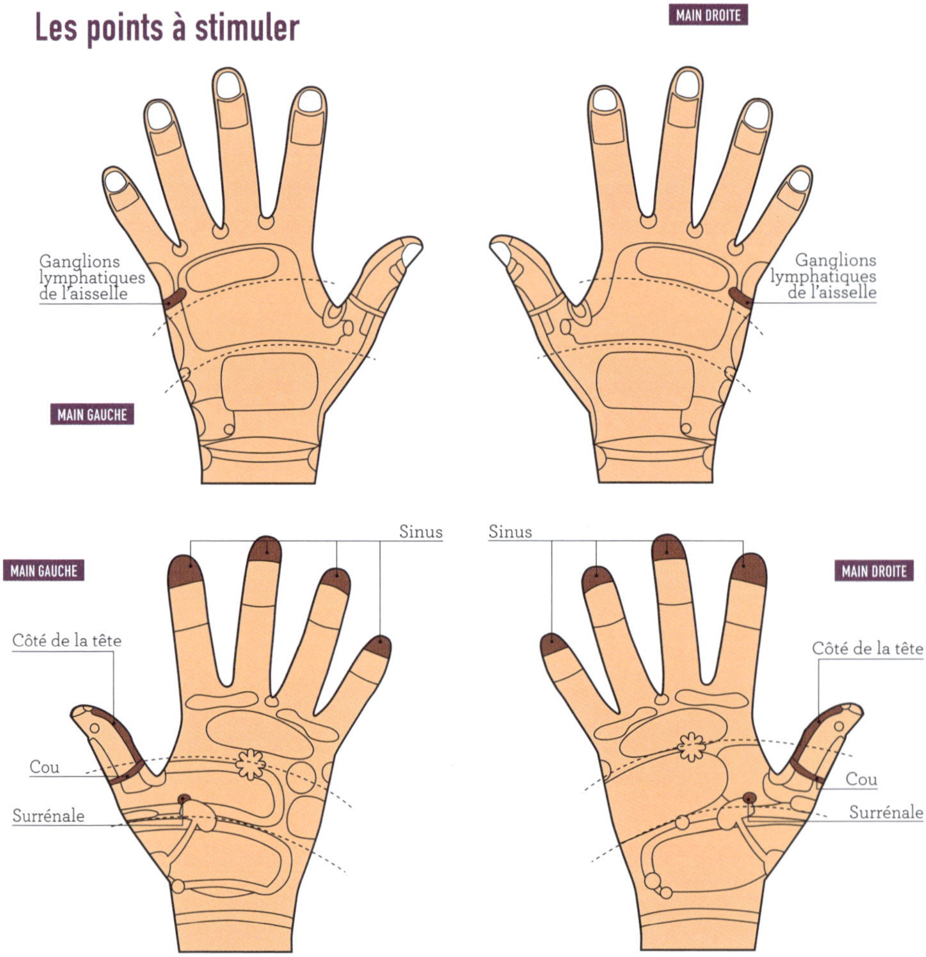

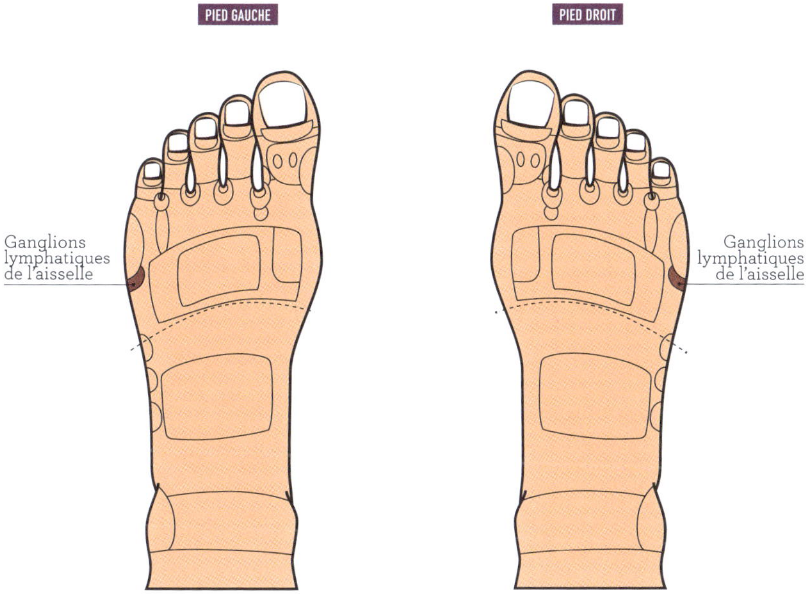

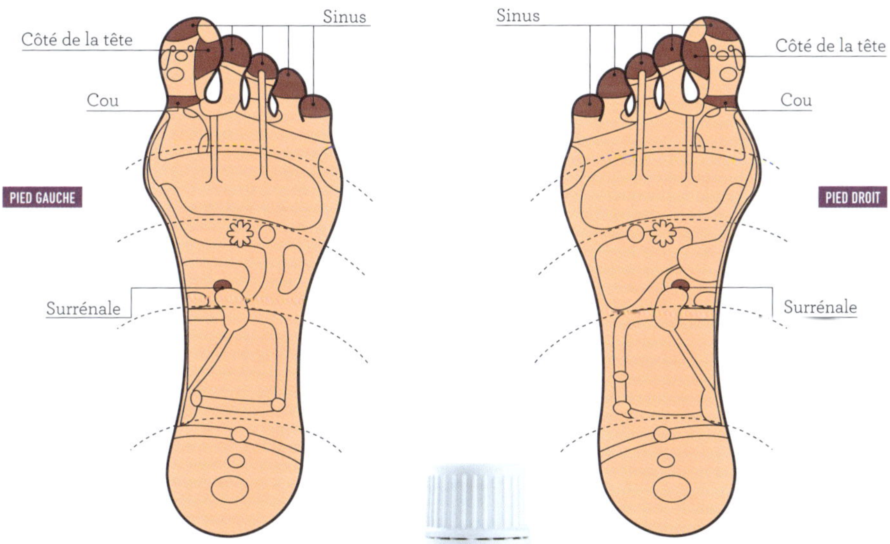

L'HE correspondante

- L'eucalyptus radié

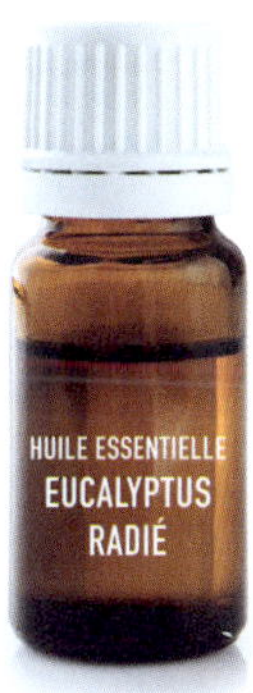

STRESS, INQUIÉTUDE, TENSION, « NŒUD » D'ANGOISSE

En cas de stress chronique ou de syndrome de stress post-traumatique, par exemple après avoir assisté à un attentat, une prise d'otage ou un déraillement de train, les médecins ont constaté de nombreux changements insidieux et profonds chez leurs patients ; ainsi, leur VFC (c'est-à-dire la capacité de leur cœur à battre plus ou moins vite en fonction des « besoins ») est diminuée. Or, une « petite » VFC est corrélée à une mortalité plus élevée en général, davantage de risques cardiaques en particulier. Aussi, lorsque l'on est la proie du stress, il ne s'agit pas uniquement de se détendre, mais de protéger également certains organes spécialement affectés par cet état de tension, notamment le cœur.

Détendez-vous, respirez profondément et travaillez consciencieusement vos zones réflexes avec soin et régularité. Restez calme et groupé.

Les points à stimuler

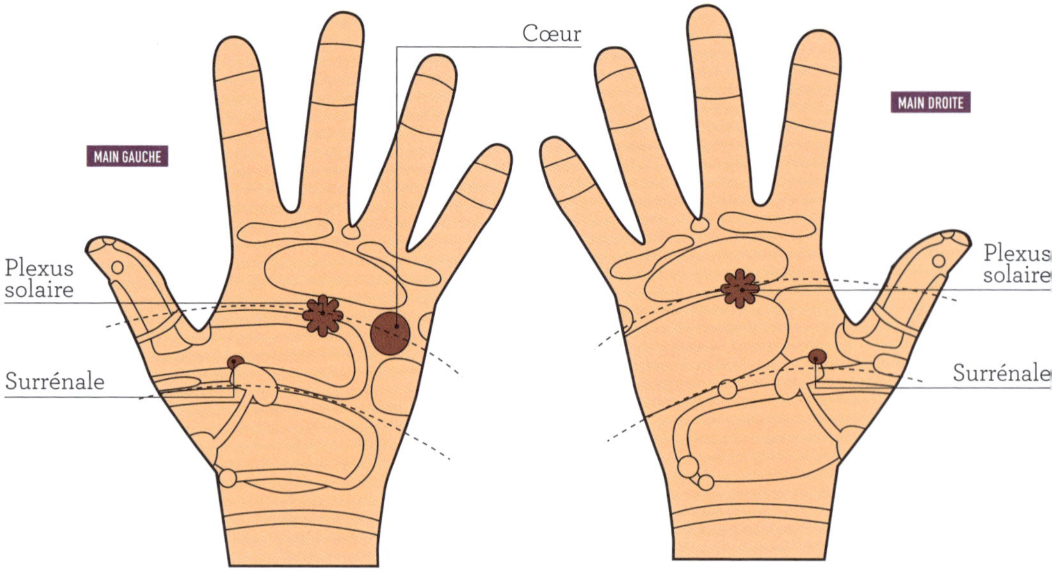

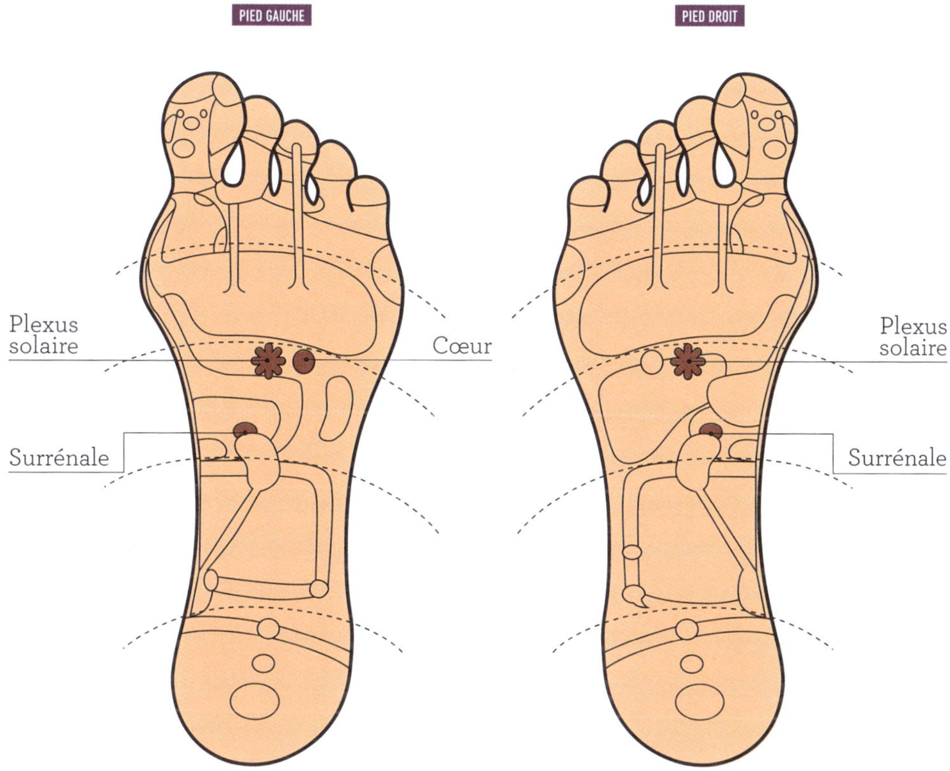

Les HE correspondantes

- La camomille romaine
- Le géranium rosat Bourbon

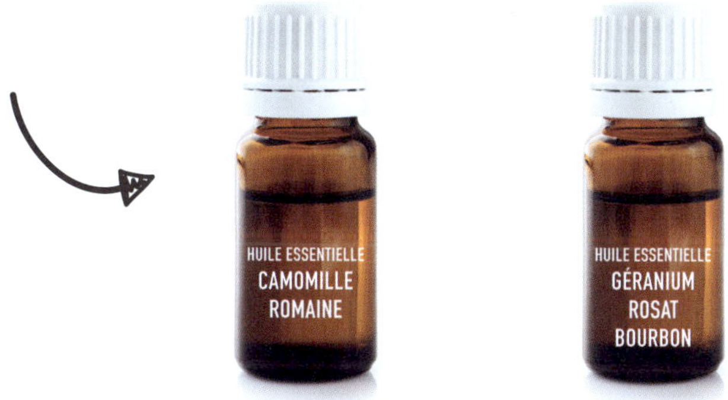

SURPOIDS

La réflexologie ne remplacera évidemment jamais une hygiène de vie équilibrée. En revanche, fortement antistress, elle peut donner un coup de pouce sur le plan psychologique, aider à se sentir mieux (donc à moins recourir à l'alimentation pour remplir ce rôle), à respirer plus profondément, à mieux contrôler ses émotions, son appétit. Elle collabore, aussi, pour se débarrasser des flatulences et autres ballonnements « anti-ventre plat ». Travaillez les zones réflexes ci-dessous, en insistant particulièrement sur celles qui vous posent souci.

Les points à stimuler

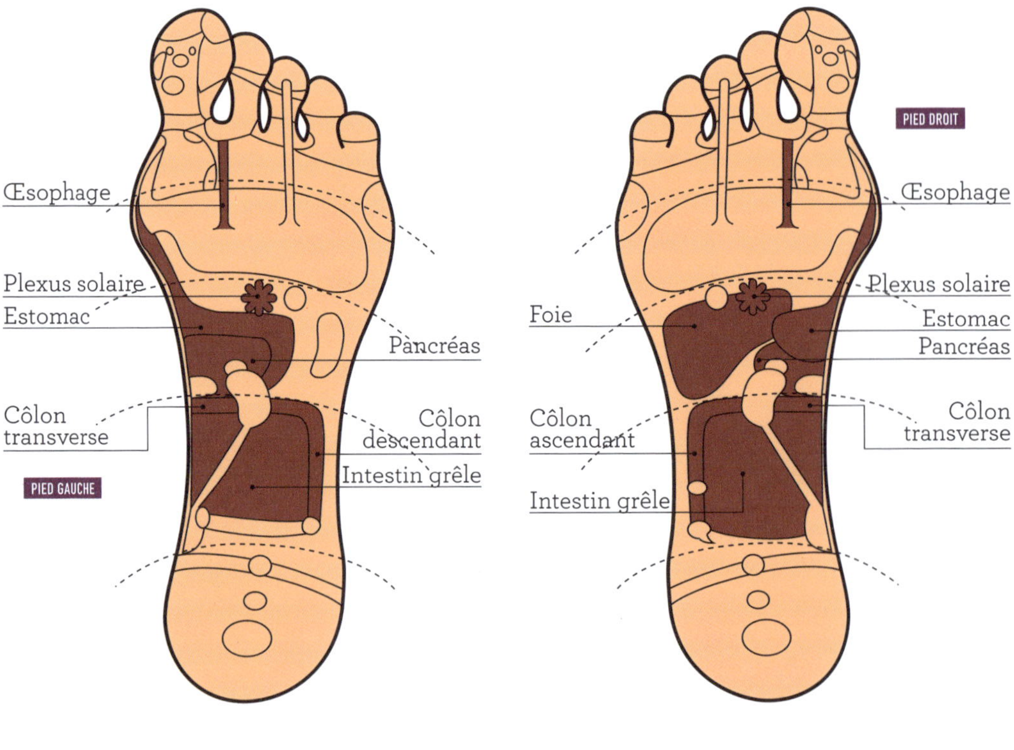

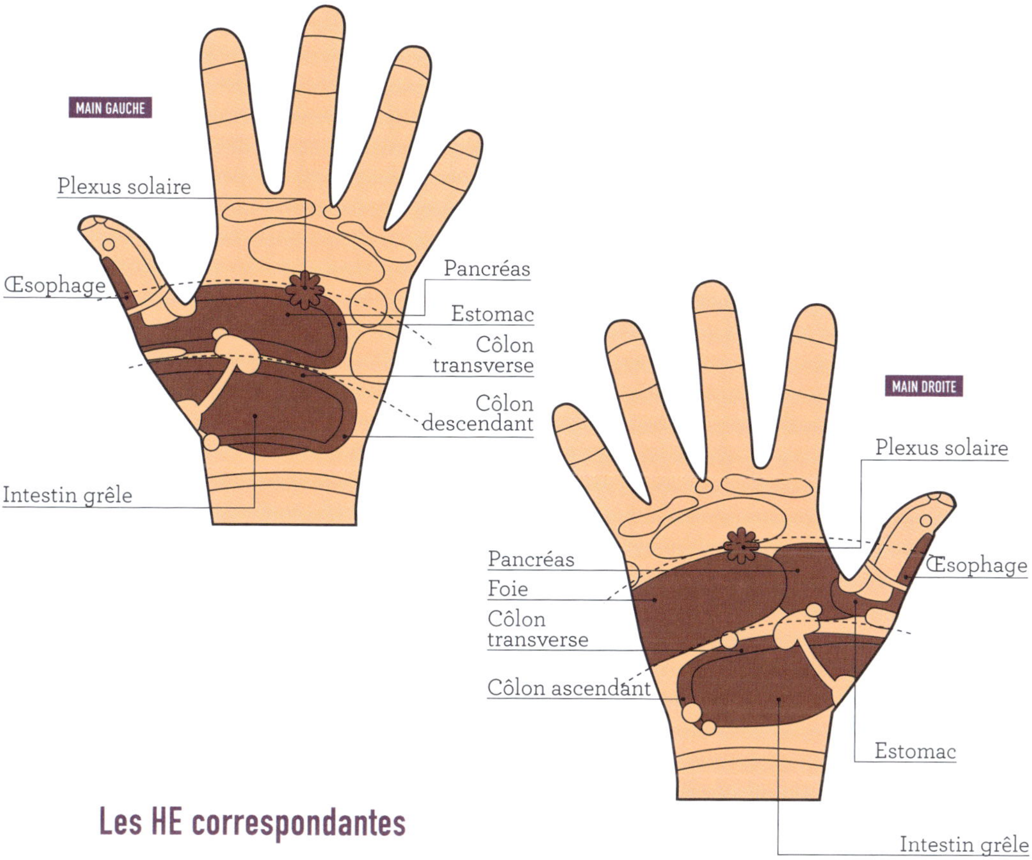

Les HE correspondantes

- La camomille romaine : kilos stress.
- Le basilic exotique : spasmes et ballonnements.
- Le cyprès de Provence : tendance à gonfler.

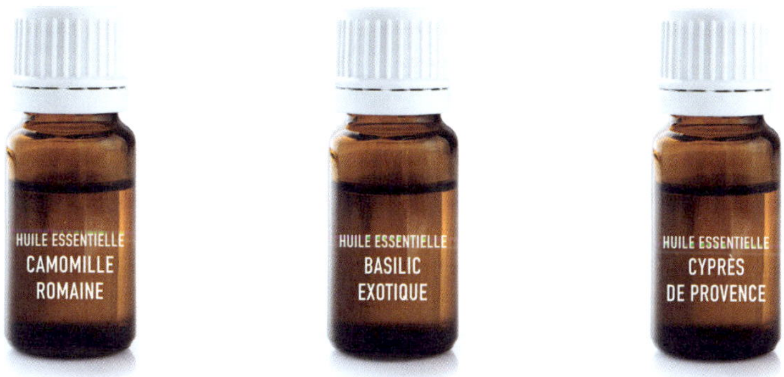

TESTICULES (TOUS PROBLÈMES LIÉS AU SPERME, DOULEURS, TORSION…)

Épididymite, douleurs testiculaires diverses… une consultation en urgence est indispensable. En attendant votre rendez-vous chez le médecin, travaillez les zones réflexes indiquées pour essayer d'apaiser la douleur/et ou de retrouver une sécrétion normale de sperme.

Les points à stimuler

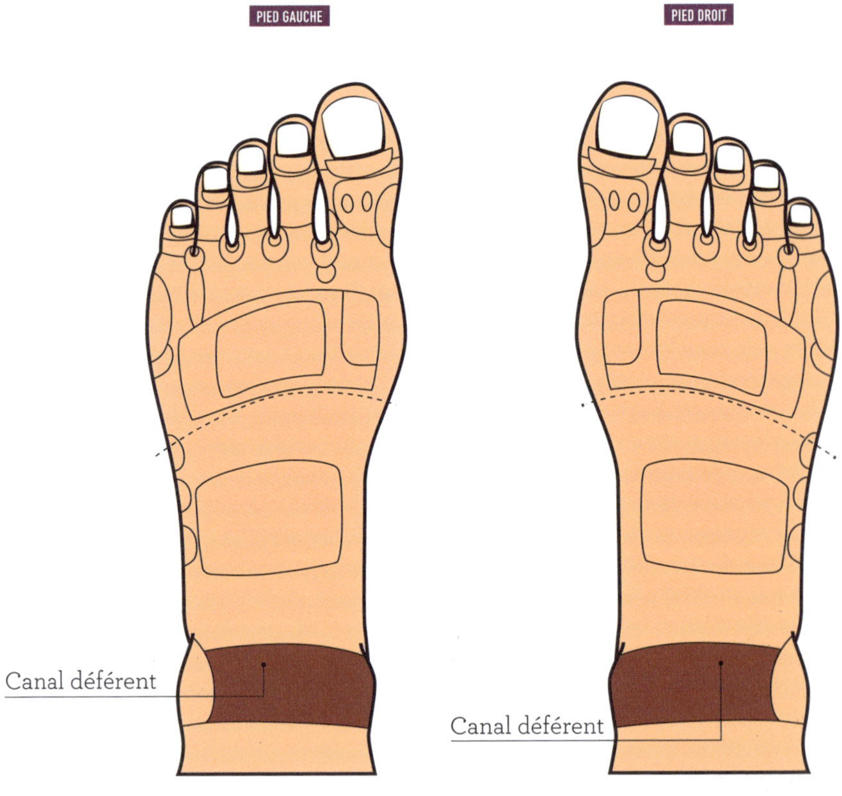

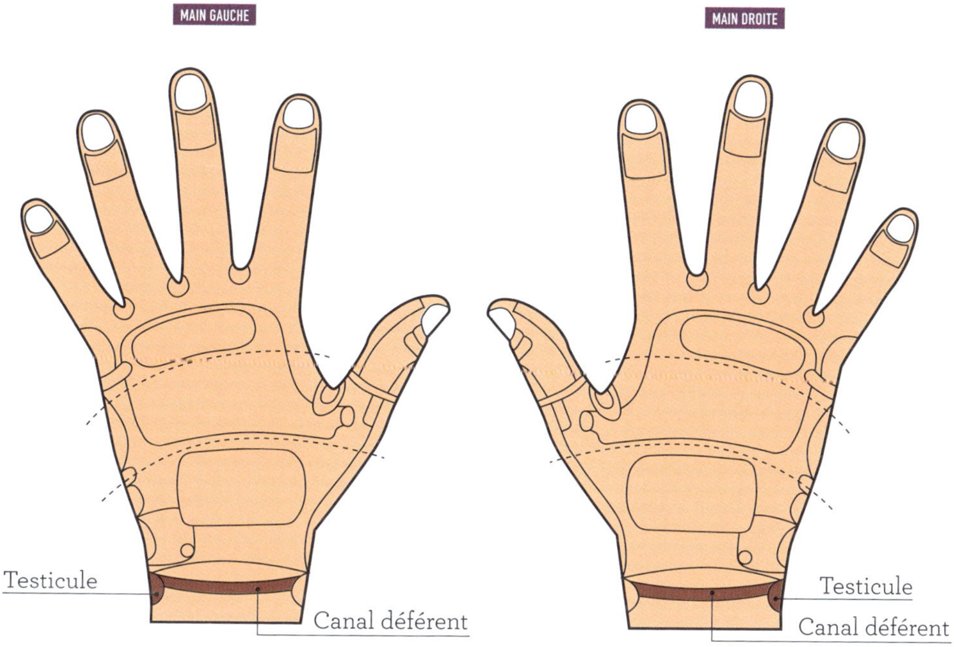

L'HE correspondante

- La camomille romaine

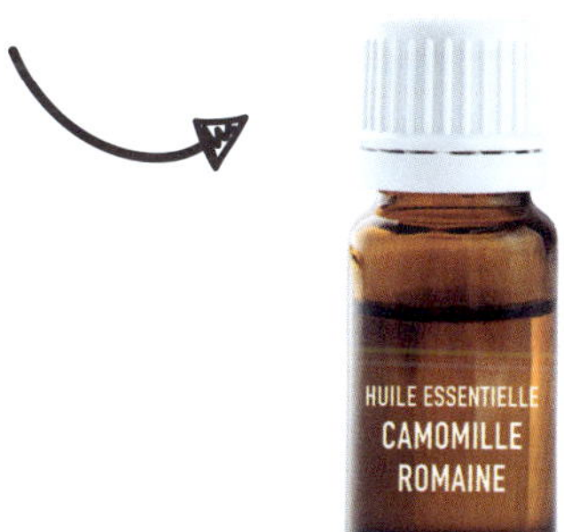

TORTICOLIS, RAIDEURS/DOULEURS DU COU

Commencez par nouer autour de votre cou, tout de suite, un foulard de soie. Je ne veux voir aucun cou nu en plein torticolis ! Et n'ajoutez pas à votre souffrance une contorsion pour aller stimuler votre plante des pieds : demandez à une âme charitable de le faire pour vous, sinon contentez-vous d'un travail réflexo sur les mains, c'est plus prudent.

Les points à stimuler

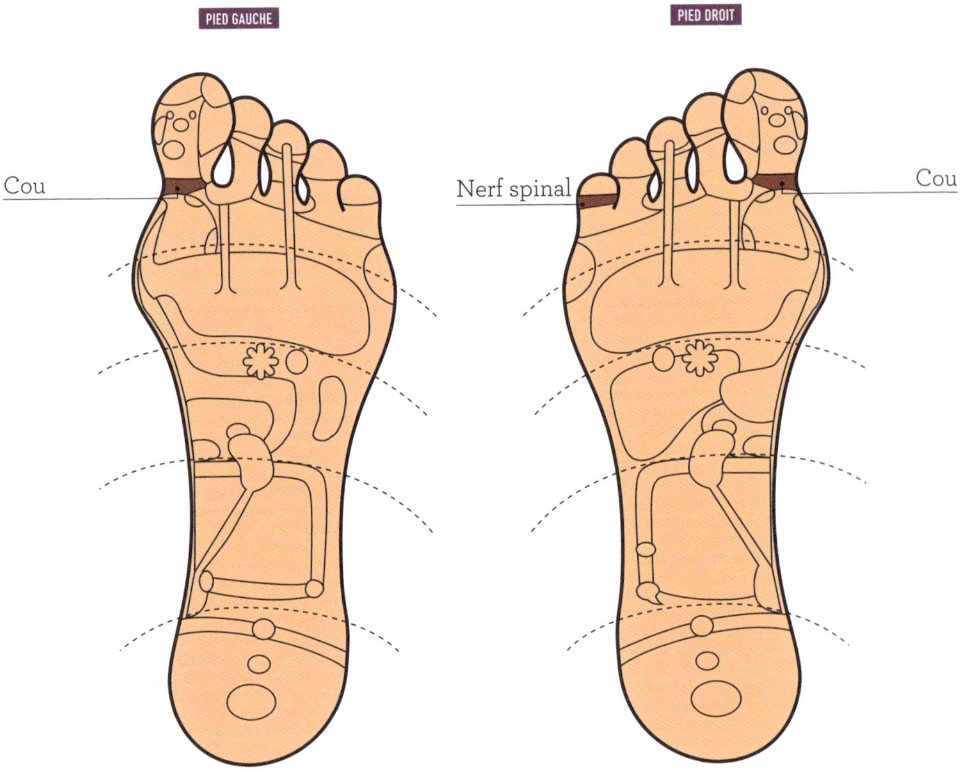

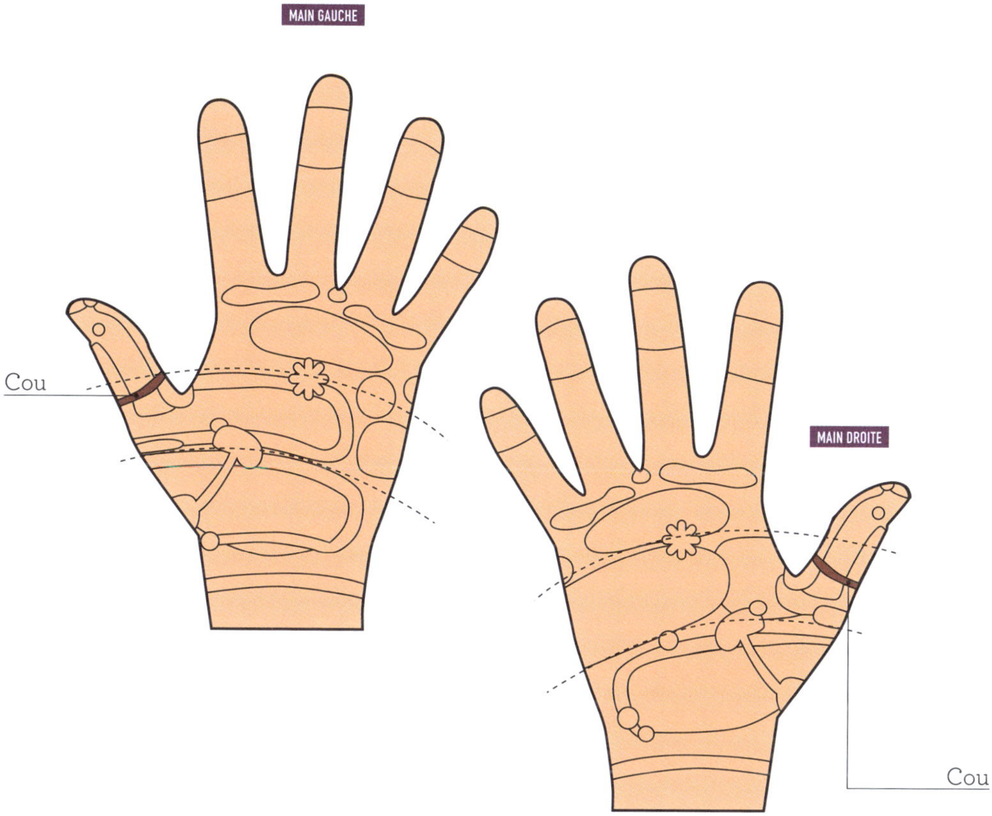

Les HE correspondantes

- La lavande officinale ou le laurier noble ou encore la menthe poivrée

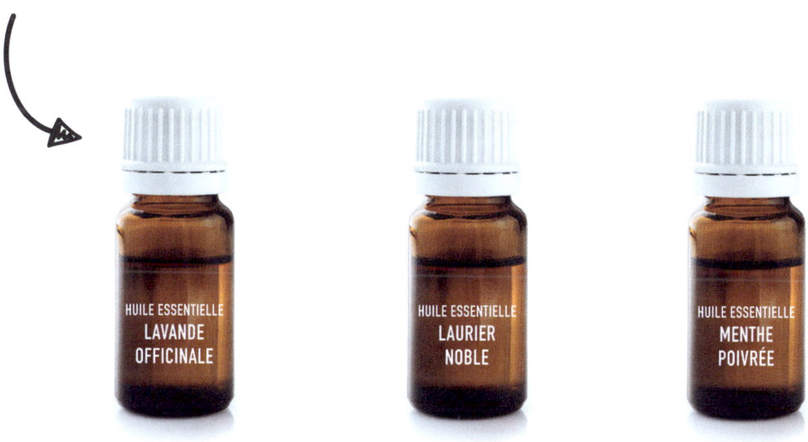

TOUX

Si la toux est provoquée par une infection, stimulez bien toutes les zones réflexes ci-dessous. Si elle est due à une allergie, la zone « thymus » ne donnera rien, mais gardez celle des surrénales, anti-inflammatoire.

Les points à stimuler

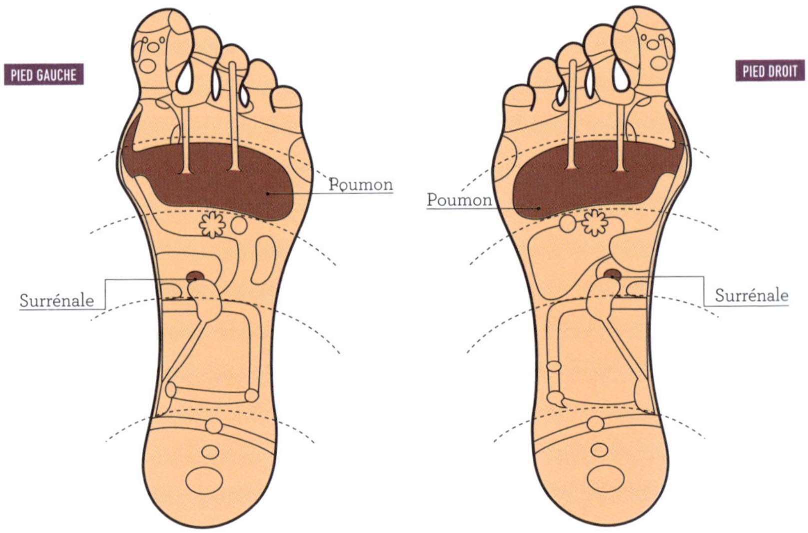

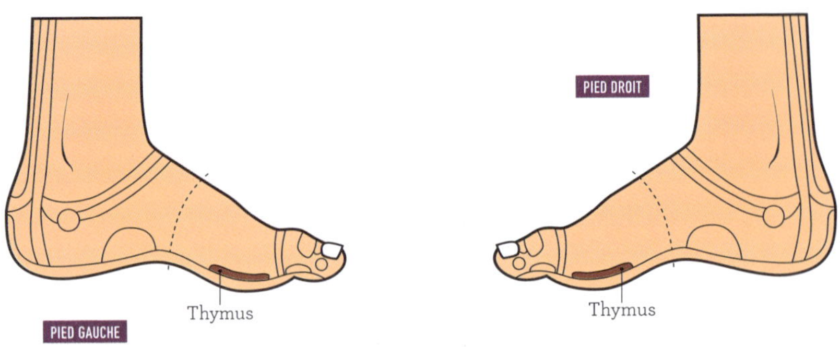

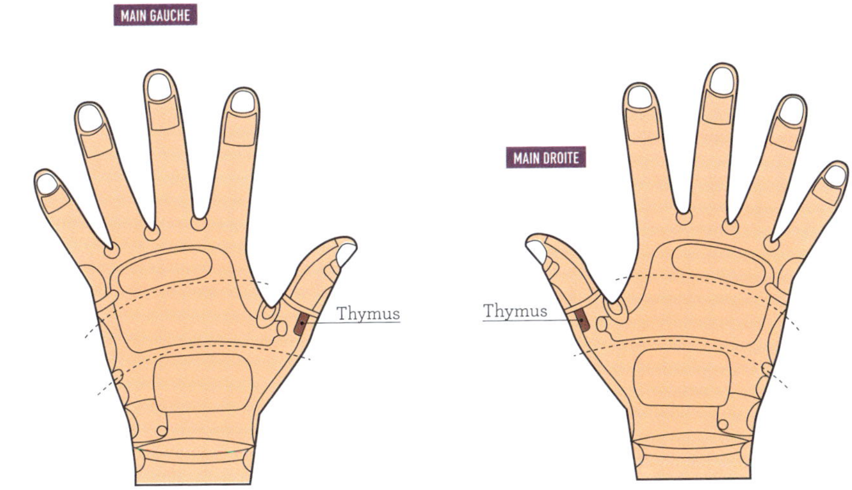

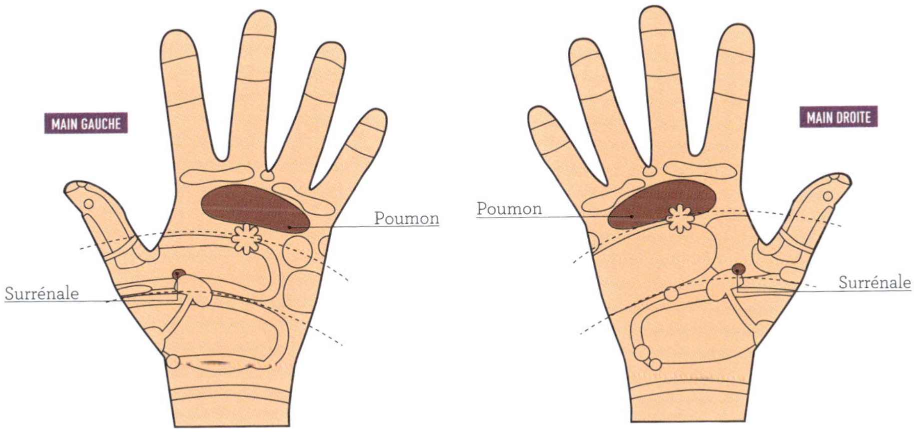

L'HE correspondante

- L'eucalyptus globuleux

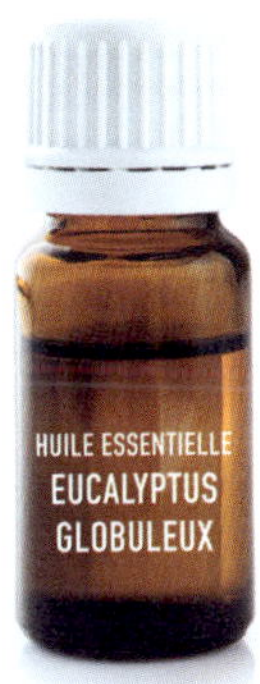

TROUBLES DE LA DÉGLUTITION (DIFFICULTÉS À AVALER), DE LA SENSIBILITÉ DE LA GORGE, DES CORDES VOCALES

L'exemple type d'un symptôme qui peut être banal ou inquiétant. Tout à fait normal à la suite d'une soirée arrosée et karaoké. Pas du tout normal en l'absence d'un événement « point de départ » et/ou si les symptômes ne passent pas rapidement. Il va falloir explorer cela avec le médecin.

Les points à stimuler

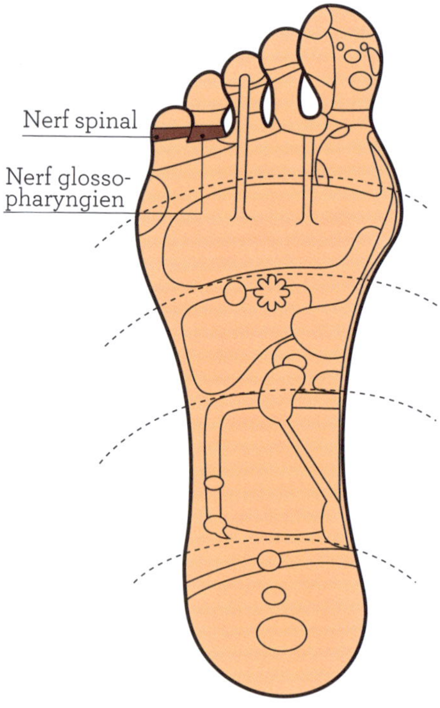

Les HE correspondantes

- La lavande officinale ou la menthe poivrée (si douleur)

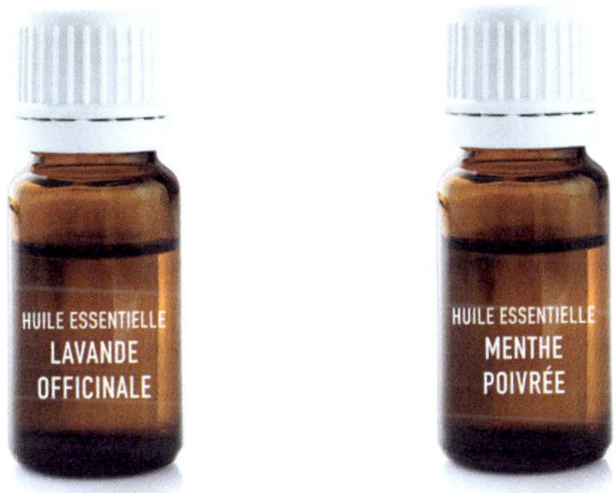

TROUBLES DE LA FLORE INTESTINALE (DYSBIOSE, SIBO, SIFO...)

La flore intestinale, appelée « le microbiote intestinal » depuis qu'elle a acquis le statut d'organe à part entière, est au cœur de notre santé et de notre bien-être. *Digestif* d'abord, puisque c'est ici que se termine le processus de la digestion, parfois à grand renfort de gaz et ballonnements lorsque la flore peine avec certaines fibres, additifs ou molécules indigestes. *Immunitaire* ensuite, puisque c'est ici que s'élabore l'essentiel de notre immunité, c'est-à-dire de notre résistance aux maladies. *Santé en général* enfin, puisque les scientifiques ont découvert qu'un microbiote déséquilibré pavait la voie au surpoids (obésité), au diabète, à l'hypercholestérolémie et autres troubles métaboliques, à la dépression, et à une multitude d'autres maladies. L'expression « tout vient du ventre » n'a jamais été aussi vraie ! Une « bonne flore intestinale » s'entretient chaque jour en consommant des aliments naturels, pauvres en additifs (surtout les conservateurs, qui détruisent les « bonnes bactéries »), riches en fibres, en probiotiques (aliments lactofermentés), en polyphénols...

Les points à stimuler

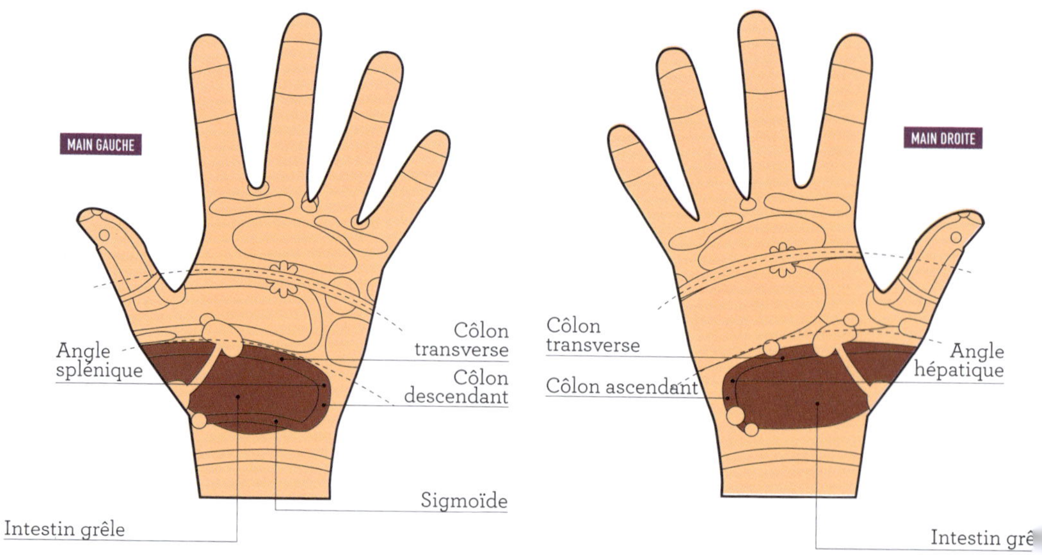

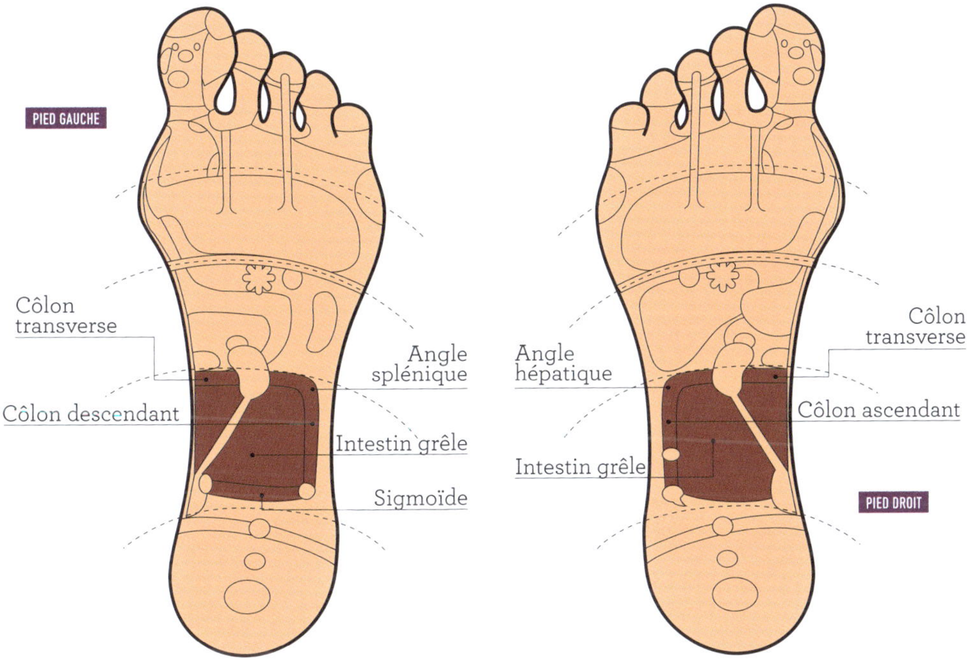

Les HE correspondantes

- Le tea tree : si infection intestinale (gastro-entérite…)

Après une hospitalisation ou un traitement antibiotique :

- Le citron : antifermentation/antiacide
- La menthe poivrée : pour éliminer les résidus médicamenteux

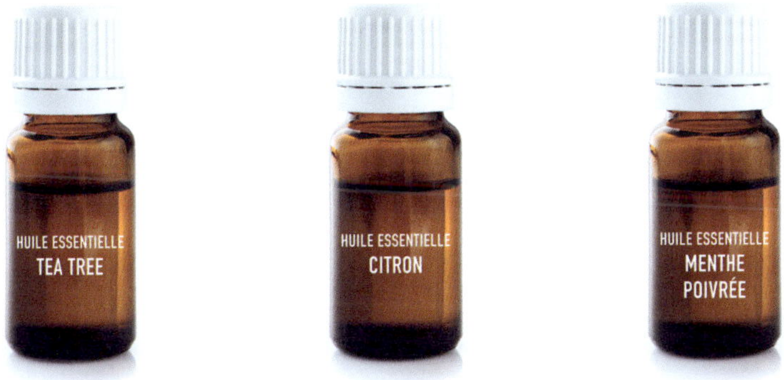

TROUBLES DE LA MÂCHOIRE, SALIVAIRES

La mâchoire « bloquée », c'est un problème pour manger, boire, parler, et même pour faire « rien », comme on l'apprend souvent à nos dépens. Parfois, c'est à cause d'un gros stress (on ne peut plus « dire un mot », ni « desserrer les dents »). D'autres anomalies peuvent être liées, comme un manque de salive ou, à l'inverse, une hypersalivation. Derrière tout cela, parfois une émotion, parfois une infection ou un problème plus préoccupant... Seul le médecin pourra trancher.

Les points à stimuler

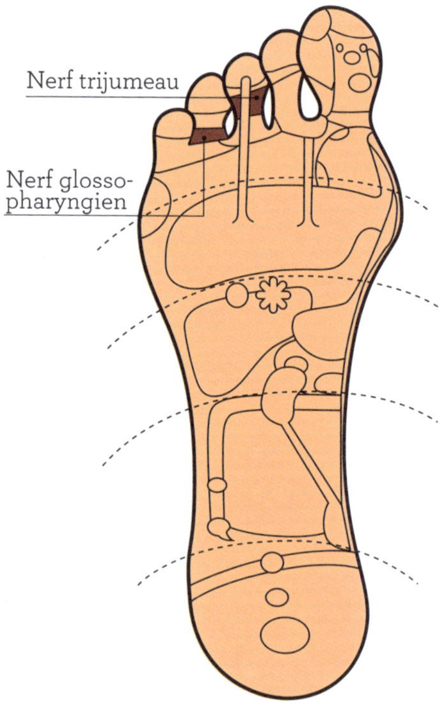

Les HE correspondantes

- La lavande officinale ou le laurier noble ou la menthe poivrée

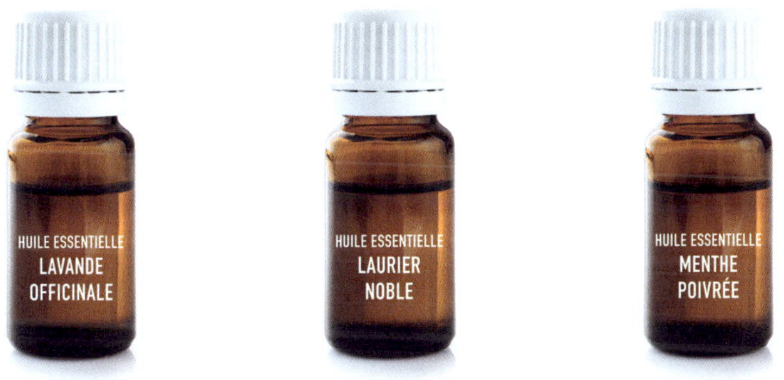

TROUBLES DE LA THYROÏDE

Dans tous les cas de troubles de la thyroïde, stimulez les zones réflexes appropriées. Et bien entendu faites-vous suivre par un médecin endocrinologue. Aujourd'hui, équilibrer sa thyroïde est bien plus facile que jadis, vous devez y arriver.

Les points à stimuler

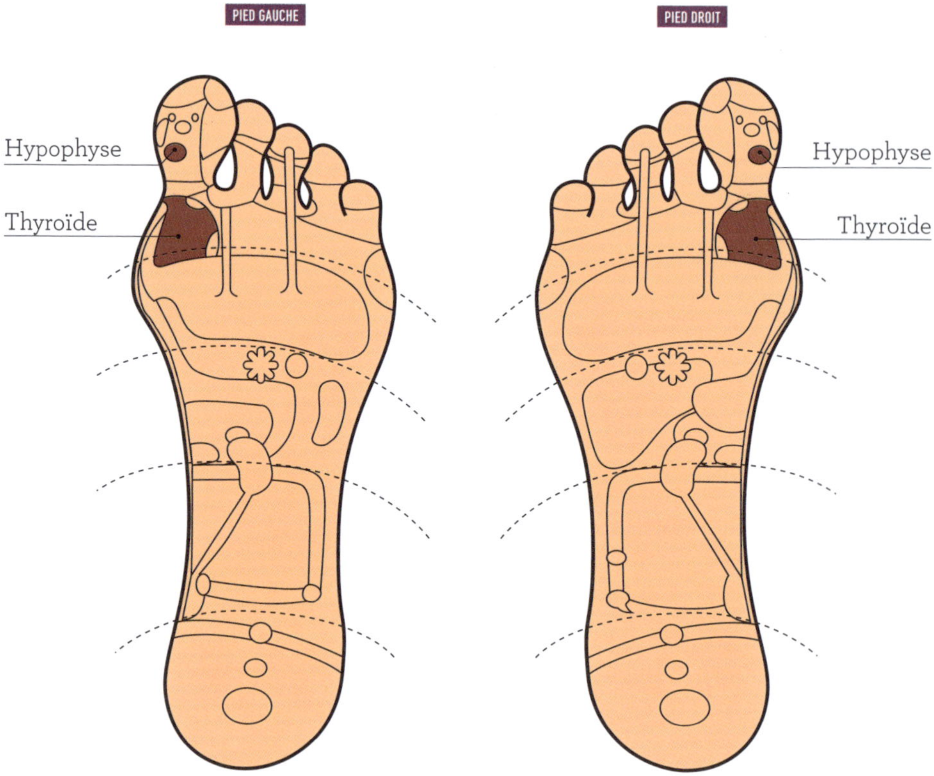

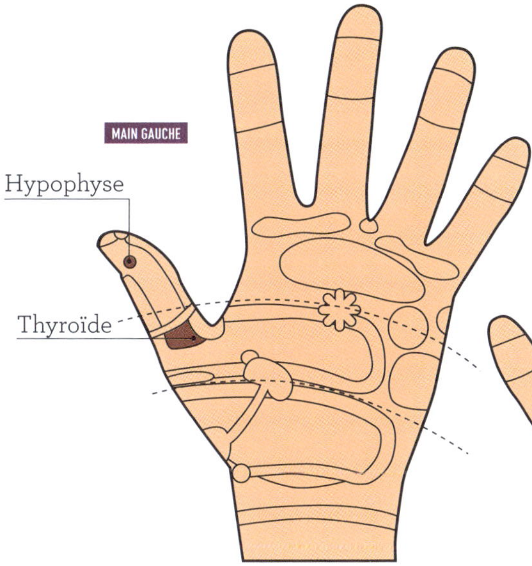

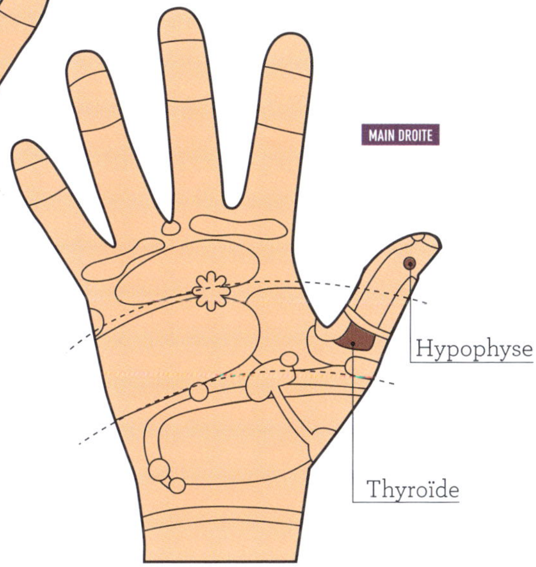

Les HE correspondantes

- Hypothyroïdie : le myrte vert et le giroflier
- Hyperthyroïdie : la myrrhe amère

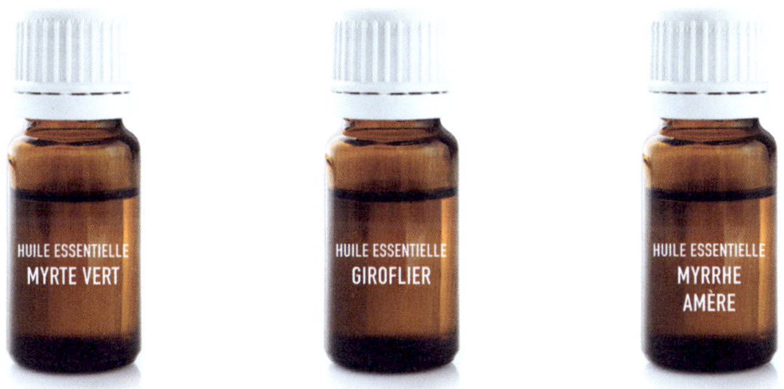

Attention : en cas d'hypothyroïdie, évitez les HE de camomille matricaire, marjolaine à coquilles. En cas d'hyperthyroïdie, évitez les HE de cannelle de Ceylan/de Chine, giroflier, épinette noire, gingembre, romarin à camphre.

TROUBLES DE LA VUE (MYOPIE, STRABISME, ANOPSIE…), SENSIBILITÉ DES YEUX, DES PAUPIÈRES, YEUX FATIGUÉS

Les nerfs impliqués dans la vue sont nombreux. Et fort sollicités. Pensez à laisser reposer vos yeux (écrans, lumière, fumée…). Dans de nombreux cas ils sont déshydratés : buvez beaucoup d'eau et appliquez sur les yeux et paupières des compresses d'hydrolat (= eau florale) de bleuet. Car, comme les autres muqueuses, celles des yeux sont les premières touchées par une légère déshydratation. Laquelle se traduit par un inconfort et de la fatigue oculaire.

Les points à stimuler

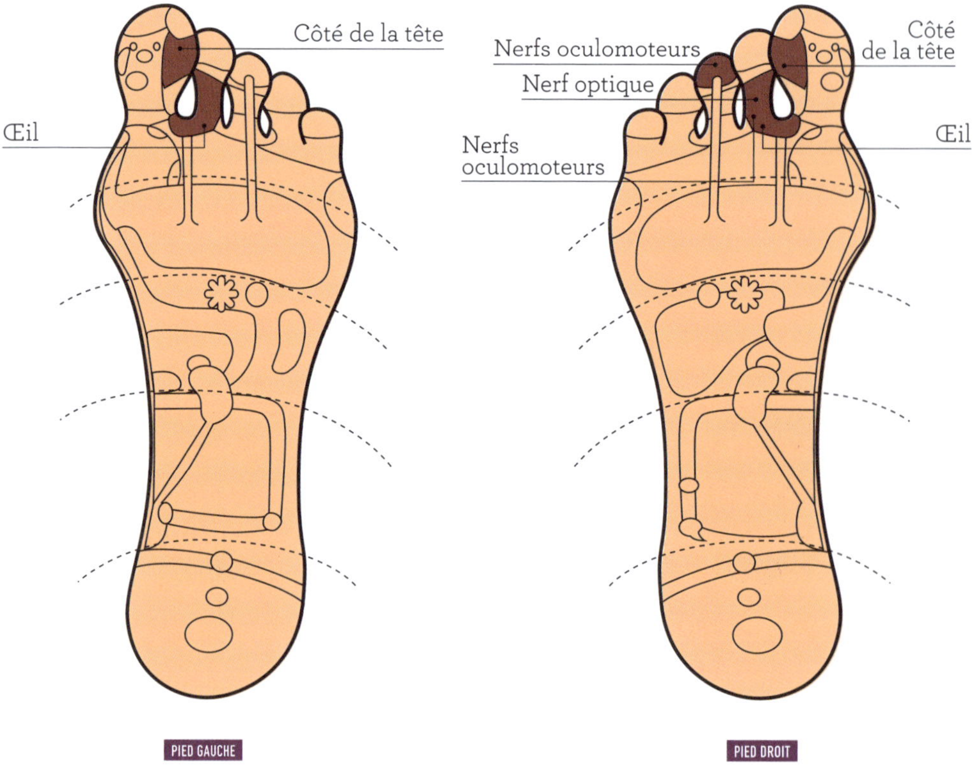

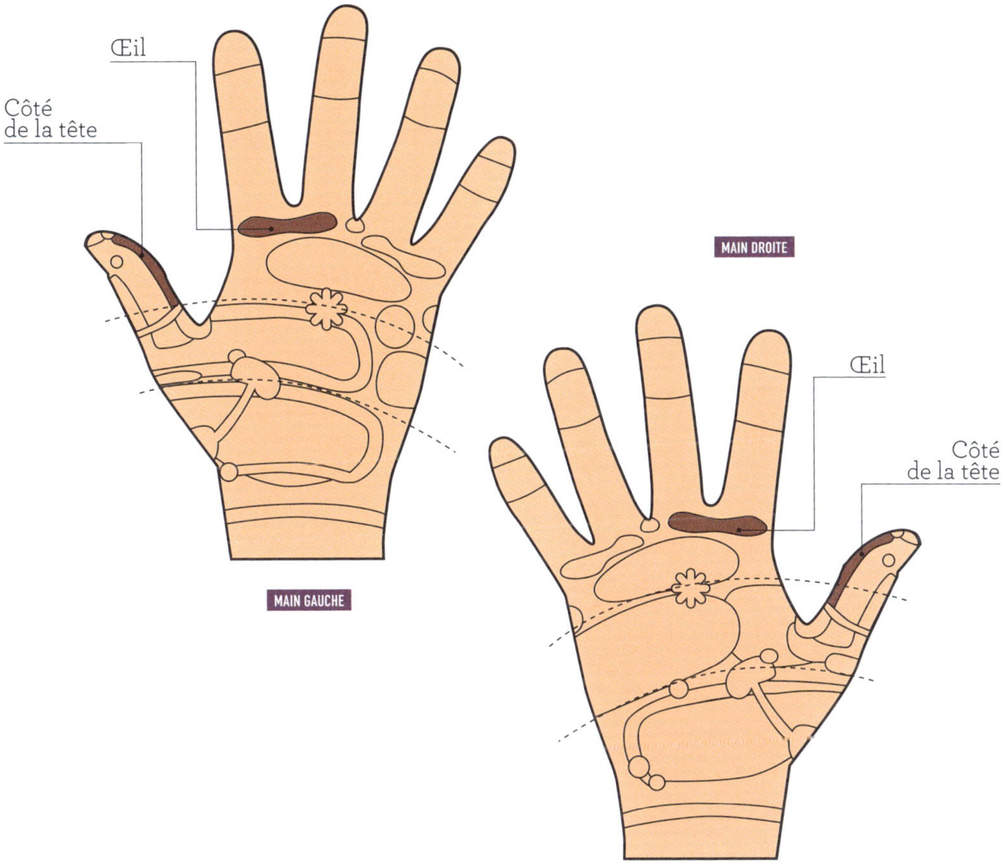

Les HE correspondantes

- La lavande officinale
- La camomille romaine

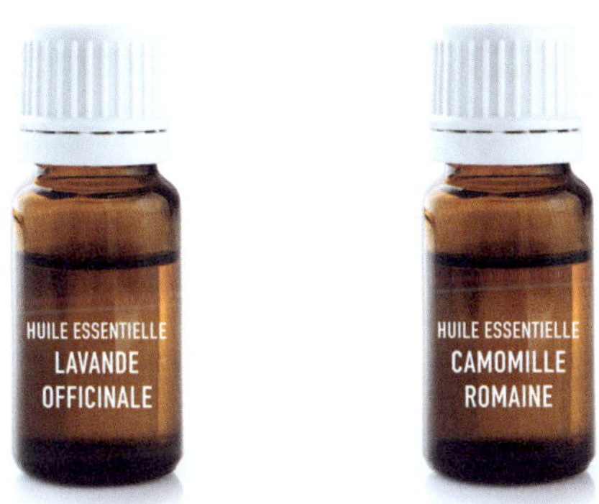

TROUBLES DES RÈGLES (SYNDROME PRÉMENSTRUEL, RÈGLES DOULOUREUSES...)

Douleurs, syndrome prémenstruel, endométriose, gonflements, déprime... Chaque femme a expérimenté l'un de ces symptômes à un moment de son cycle. La réflexologie peut aider à réguler les hormones, réduire les crampes, faciliter la fluidité sanguine, et lisser les sautes d'humeur.

Les points à stimuler

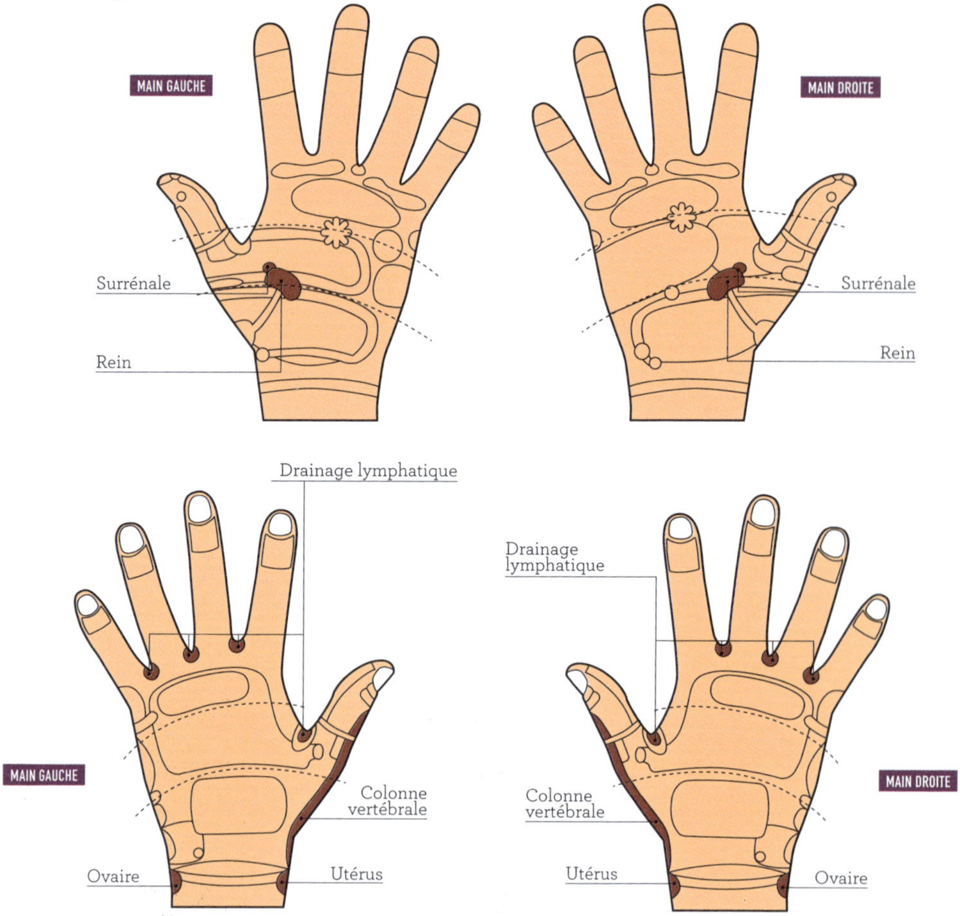

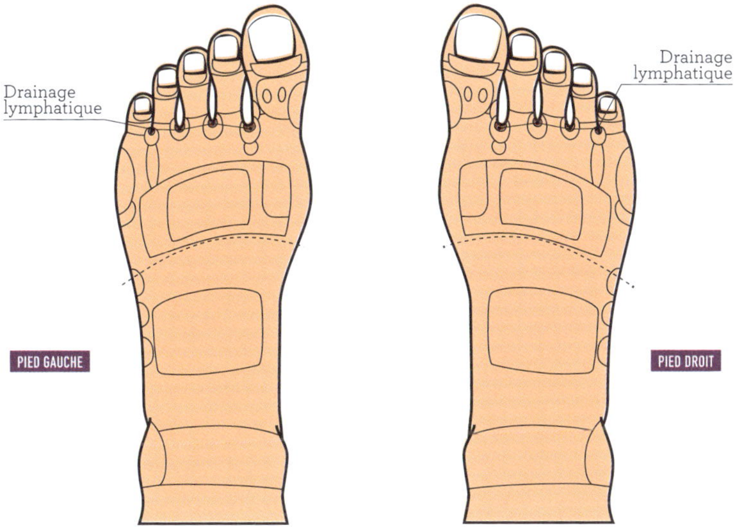

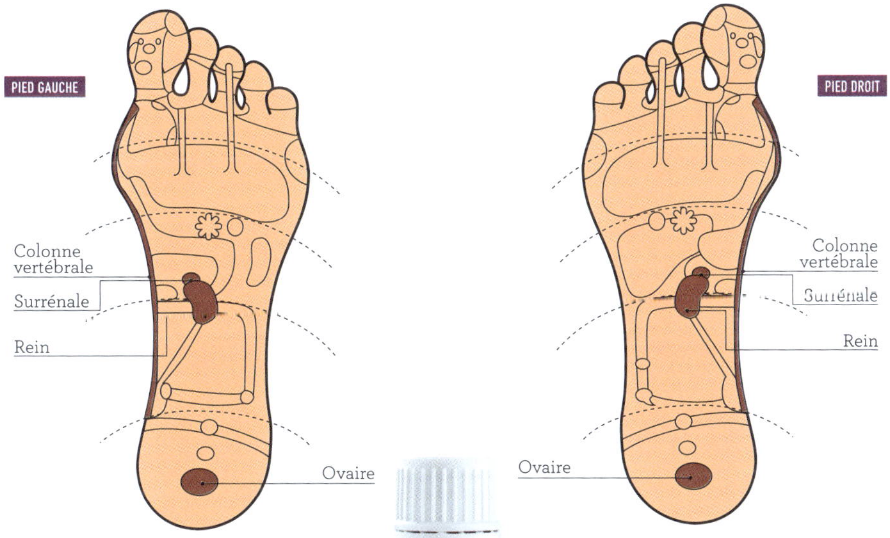

L'HE correspondante

▸ La sauge sclarée

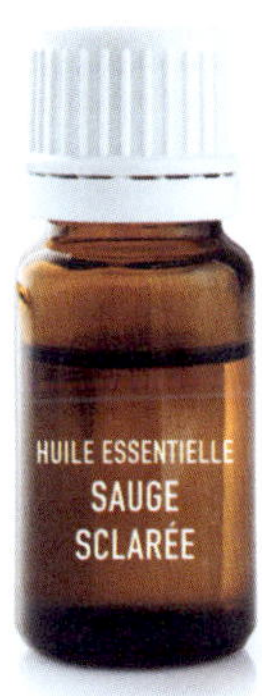

TROUBLES DES SÉCRÉTIONS (SALIVE, LARMES)

Yeux larmoyants et hypersalivation obligeant à cracher régulièrement ou, au contraire, trop secs, pareil pour la salive... le trijumeau peut être impliqué. Il peut aussi s'agir d'un syndrome sec – lui-même en lien avec un lupus, un Gougerot-Sjögren – ou d'autres causes possibles. À explorer si les symptômes ne passent pas très vite avec nos conseils.

Le point à stimuler

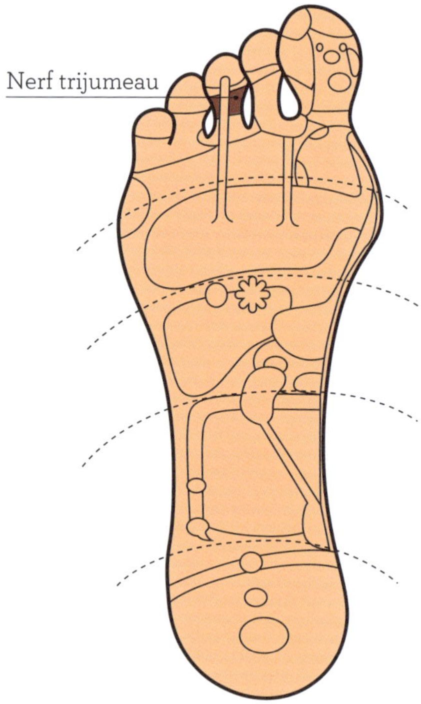

L'HE correspondante

- La lavande officinale

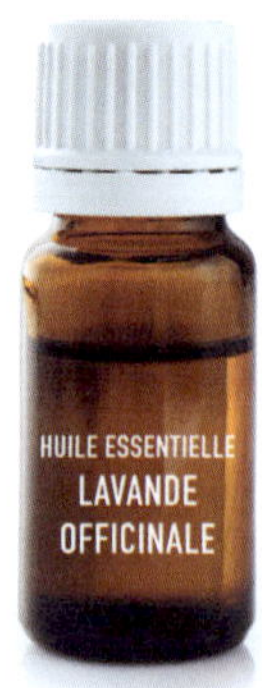

TROUBLES DES SENSATIONS DU CHAUD, DU FROID, DU TOUCHER (VISAGE, BOUCHE)

Vous devriez ressentir quelque chose – vent, chaud, pluie… – sur votre visage, mais non, il ne se passe rien. Ou rien de « normal ». En cas de douleur folle au contraire au visage, due à la névralgie du trijumeau, une consultation s'imposera de toute façon d'elle-même tant la douleur est intense, et se soldera peut-être par une intervention chirurgicale.

Le point à stimuler

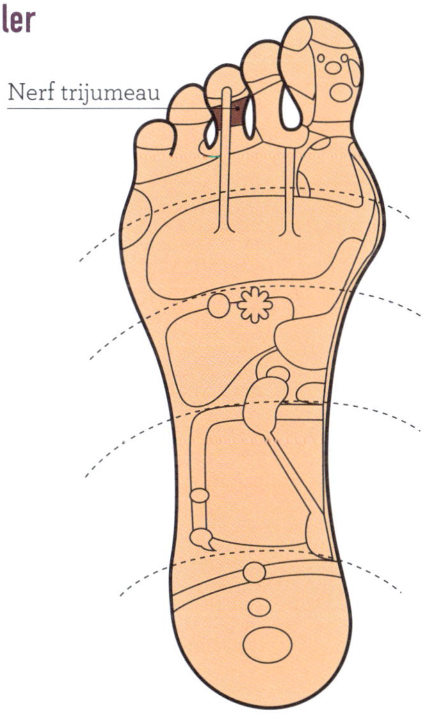

L'HE correspondante

- La lavande officinale

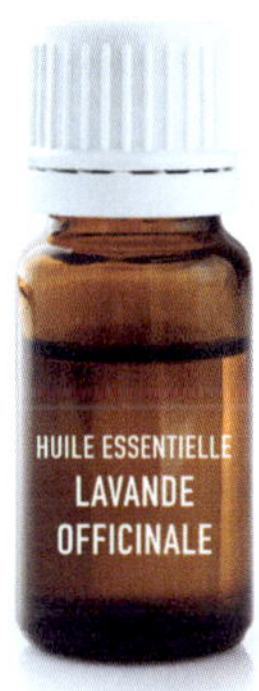

VERTIGES

Le point commun entre une fatigue passagère, une petite baisse de pression artérielle, une sourde anxiété ou un gros stress, une hypoglycémie ou une intolérance (aliment, boisson, médicament), une anémie, un excès de froid, un trouble de la thyroïde… ? Des vertiges. Il faut évidemment aller explorer audition, équilibre ou autres fonctions avec un médecin s'ils persistent.

Le point à stimuler

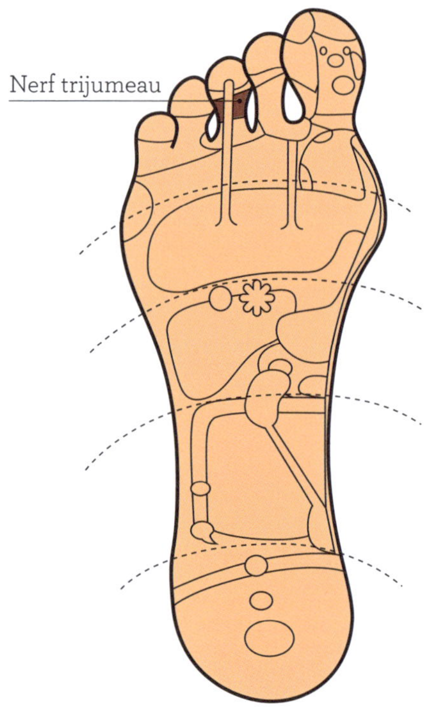

L'HE correspondante

- La lavande officinale

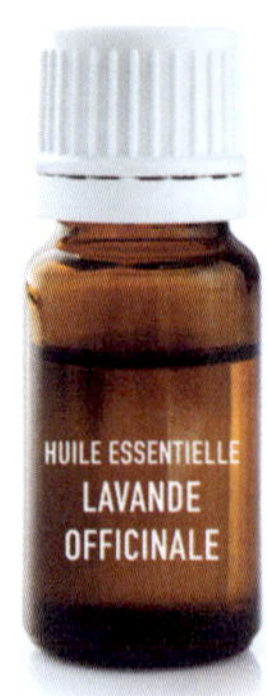

BÉBÉS & ENFANTS

Cartographie de la réflexologie pour les bébés

Chez les bébés, on peut se contenter de stimuler les zones réflexes sans ajouter d'HE. Mais pour les bébés ayant besoin de calme, d'apaisement, on peut quand même y ajouter une goutte d'absolue de vanille, ou de camomille romaine.

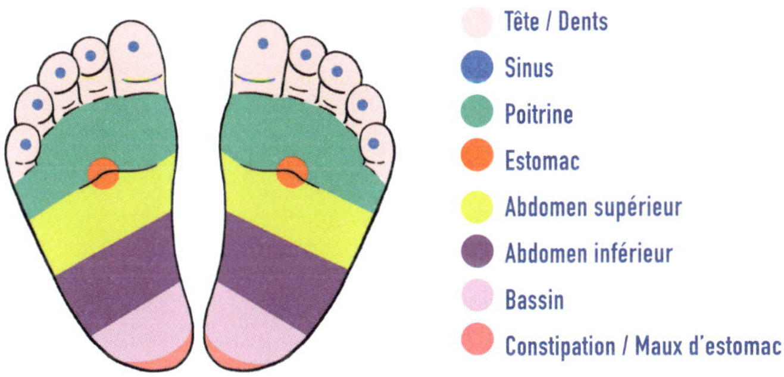

Rhume, rhino-pharyngite, oreillons...

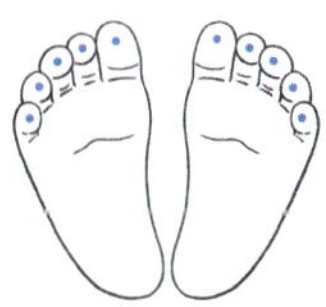

Toux

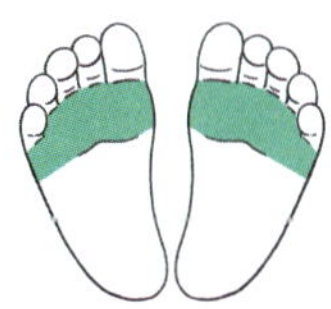

Dents (douleurs, poussée)

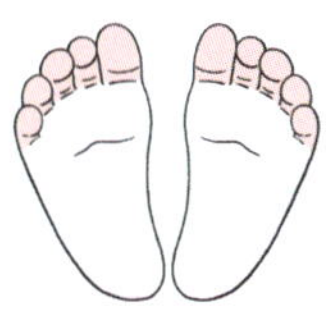

Colique, maux de ventre

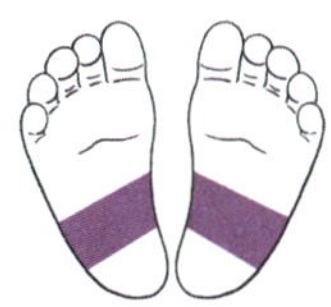

Régurgitations, renvois

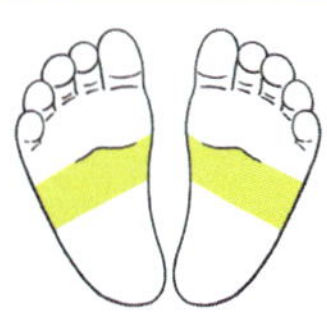

Peur, stress, cauchemars, insomnie

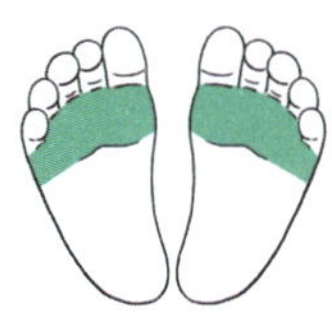

TABLE DES MATIÈRES

3

62 SÉANCES DE RÉFLEXOLOGIE AROMA POUR SE SOIGNER AU QUOTIDIEN 73

MIXTE
Papier issu de sources responsables
FSC® C007507

Cet ouvrage est composé de matériaux issus de forêts bien gérées certifiées FSC®, de matériaux recyclés et de matériaux issus d'autres sources contrôlées.

Achevé d'imprimer en mai 2023 par Graphycems
Dépôt légal : juin 2023

Imprimé en Espagne